产后 90 天 恢复少女身材

孕产健身教练的身体实践

王小芳

著

金城出版社
GOLD WALL PRESS

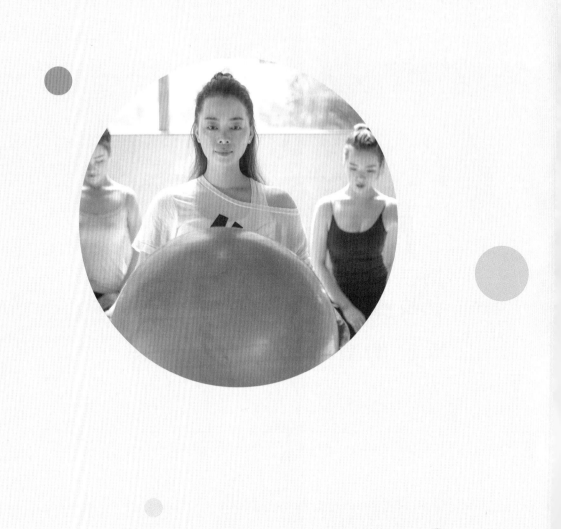
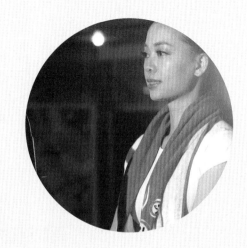

目 录

第 1 章
我的孕产故事：用自己的身体记录健身实践

第 2 章
中国式怀孕

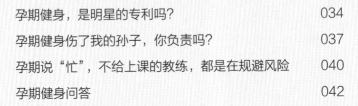

第 3 章
怀孕期间可以健身吗？

第 4 章
为什么你总不能成功减肥？

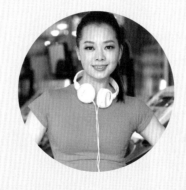

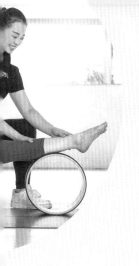

第 5 章

连女性阴部的构造都不知道，谈何备孕？

第 6 章

怀孕就可以放开吃？别骗自己了

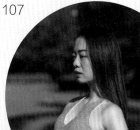

第7章
所有产后妈妈都身材臃肿，毫无性吸引力？

第8章
你以为坐月子是养身？你是在坐坏自己的骨盆呀！

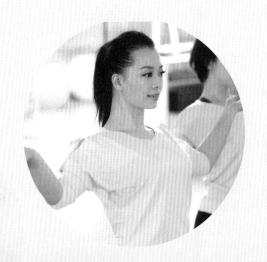

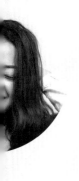

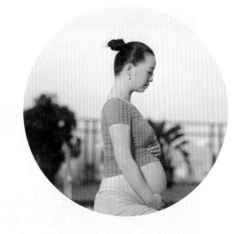

第 9 章
给自己心理一个出口，产后抑郁并不可怕

第 10 章
如果只为产后美一回，放弃本书吧

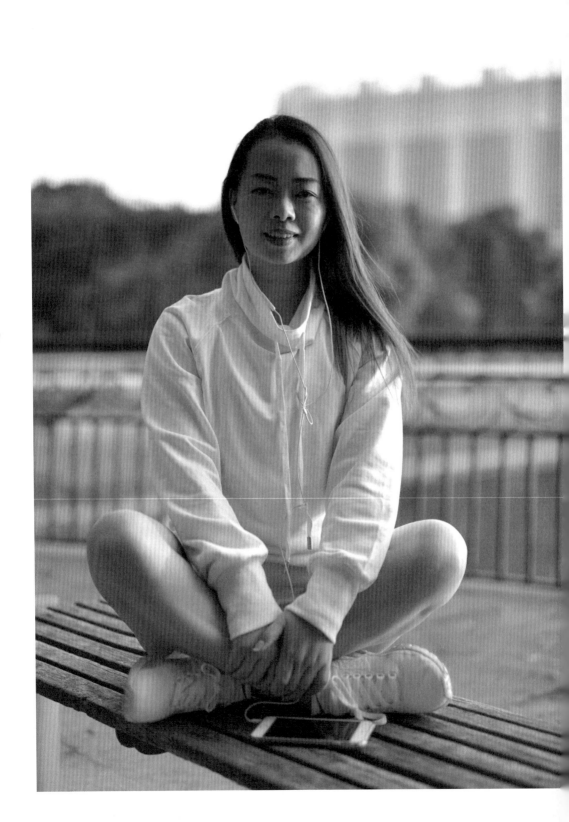

总有些美好，让人相见恨晚

老友侯虹斌介绍我跟王小芳（V 大公子）认识，然后我为她策划出版了这本书：《产后 90 天恢复少女身材》。

身为一枚钢铁直男，策划这本给孕产妇看的书，画风似乎有点奇怪，但其实不然：

首先，我曾经是个资深胖子，胖到重度脂肪肝、足底筋膜炎、走几步路就喘的地步，后来控制饮食，坚持锻炼，才算瘦了下来。身体管理这件事，我还是有兴趣而且有经验的。

其次，我有一个女儿，但在差不多 20 年前，我太太生育时，关于产后恢复的知识还极度匮乏，我们走了很多弯路，也让我太太多吃了很多苦头，以至于我在读本书的手稿时，不止一次地感慨：要是早一点知道就好了！用文艺点的句子表达就是：生命中总有些美好，让人相见恨晚。

所以读者朋友们，你们在合适的时候遇到这本书，是何其幸运！

王小芳是香港孕产教练、国家一级健身指导员，又是心理咨询师，还是两个孩子的妈妈，她对于产后恢复，有着丰富的理论和实践经验。

这本书，从备孕到孕期健身到产后恢复，涉及女性生理、孕产心理、健身运动等方方面面的知识，可以作为每一位女性朋友的必备书。

需要说明的是，现在这个书名《产后 90 天恢复少女身材》是我起的，作者开始并不赞同。她认为，产后恢复是个系统工程。科学的产后恢复，要从备孕开始，贯穿孕产整个过程，90 天恢复少女身材，可能会误导读者，以为产后恢复可以急于求成，其实是有害无利的。

但我们在做了书名投票后，读者最感兴趣的，恰恰是这个书名。

同时作者也确认，只要孕前、孕中按照本书的要求去做，产后恢复就会很轻松，真的只需要 90 天，就能打造少女身材。那么这个书名，就是贴切的。

李鲆（微信：276527980）

资深出版人，出版培训第一人

《畅销书浅规则》《畅销书营销浅规则》作者

策划出版过多部畅销书

我是王小芳,大家习惯叫我"Vicco。

我从 5 岁开始学习舞蹈,1999 年开始从事健身教练工作,现在是两个男孩子的妈妈。

1999 年开始,我在广州健力宝从事有氧健身教练工作,主要是在各个分店跑场授课;2003 年加入广州力美健公司,从事私人瑜伽教练工作;2004 年自创有氧瑜伽,得到《南方都市报》的关注和采访;2006 年成为力美健王府井女子馆的总教练;2008 年成为力美健花都星光汇会所创始总经理。

2004—2005 年通过 NIKE 公司的考核,代表 NIKE 公司多次去各大城市做中国千人会和新品发布会的推广,和 NIKE 美国的教练同台做 NIKE TO BOX 的教学表演。

2009 年成为花都"迎亚运,贺新年全民健身齐参与"活动的发起人和总编导(由广东电视台快乐亚运和亚运专题报道)。

2010 年开始,我走上了创业的不归路,成为广州花都中圣会健身会所创始人;2010—2017 年担任广州市健身健美大赛评委;2010 年担任花都各大选美赛事的评委和形体总指导以及负责开场舞的编排工作。

2012 年看到电视台热火朝天的相亲节目,因为身边也有很多未婚青年,于是在花都本土发起了第一场本土"非诚勿扰"相亲活动;2014 年签约香港 IPTFA 健身学院任孕产培训师,2016 年担任花都本土选秀节目评委;2016 年在广州各大院校开展了为期一年共 30 多场教师专场的肩颈理疗和减压瑜伽的公益巡回授课活动。

2016 年,我用自己的英文名注册了一个商标,同年注册了英文名谐音的维珂教育机构。

2017 年，我发现身边的人和自己很长一段时间处于越来越晚睡的状态，身体健康受到了影响。为了坚定地改变自己的生活，养成自律的好习惯，我发起了千人晨跑和千人瑜伽的活动，以便更好地监督自己。

从事健身行业期间，感谢《南方都市报》《广州日报》《信息时报》《羊城晚报》《湖南日报》《精品生活杂志》及健与美网站、Chinafit 网站、肌肉网、广州电视台 G4 栏目、腾讯网、广东体育频道、花都电视台等媒体记者的采访和报道。

所获证书

2001 年中国国家一级健身指导员；

2001 年湖南省健身小姐 A 组冠军；

2001 年中国十佳健身小姐；

2002 年中国国家级健身指导员；

2003 年广州市健美形体混双亚军；

2003 年获得 ICFI 国际有氧运动学院瑜伽导师证书；

2003 年获得 IPTA 国际私人体适能教练资格证书；

2006 年获得中国优生科学协会（产后健身训练）证书（雅培赞助）；

2009 年获得中国健身健美裁判员资格证书；

2010 年获得中大心理咨询师结业证书；

2013 年获得亚洲健身学院产前产后运动体适能资格证书；

2015 年获得 3F 健身俱乐部运营管理研修班结业证书。

荣誉及特别经历

2001 年开始在太平洋影音公司出版健身教学片；

2002—2007 年由广东福光影音发展有限公司出版多类健身教学片；

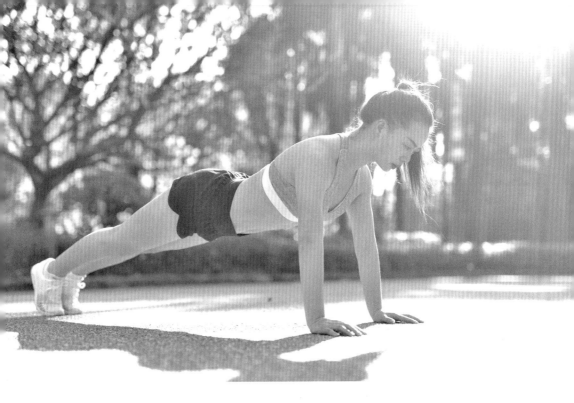

2006 年从事广东电视台体育频道健身电视教学编排教学工作；

2013 年担任广州花都体育局主办的首届千人瑜伽活动的形象大使；

2013 年获得广州花都区体育局颁发的全民健身推广贡献奖；

2013 年被广州花都区政府授予"花都健康大使"称号；

2013 年获得 Chinafit 中国健身行业"感动行业奖"；

2013 年担任佛山力雅国际健身平面广告代言人；

2013 年出席 2014Chinafit 中国健身大会论坛；

2014 年担任广东卫视"健康有道"节目健身专家嘉宾；

2016 年担任广州电视台"今晚睇多 D"节目健身专家嘉宾；

2017 年在广州发起千人早起活动，"倡导早睡早起"的健康理念，受到媒体报道；

2017 年受花都区体育局邀请，担任第十四届体育节启动仪式火炬传递使者。

运动格言：运动是生活的一种态度，运动的美是一道光芒。

人生格言：改变，从行动开始。

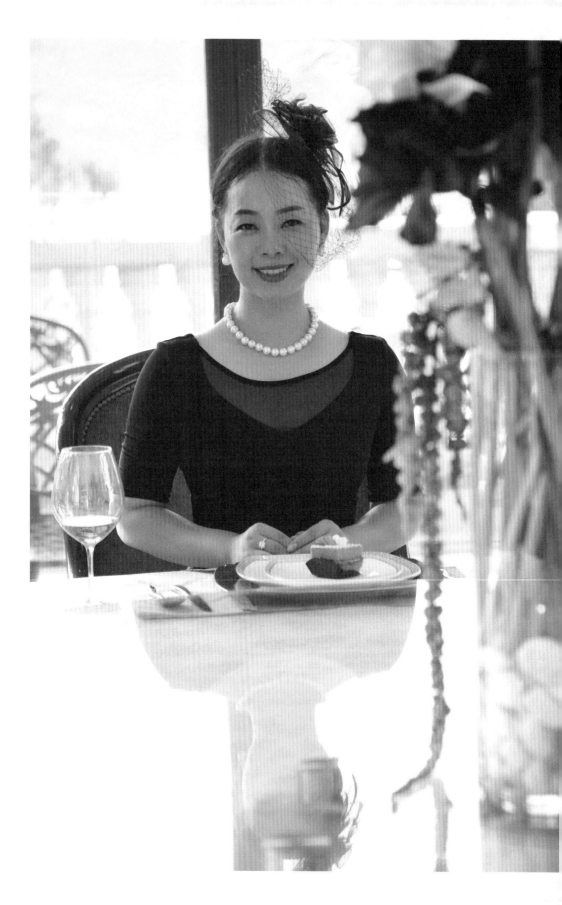

从备孕到产后恢复，
女性对身心之美的大胆追求

　　女人和美的关系可以说贯穿整个人生。美，反映的是内在的健康和外在的好看。不同的人生阶段对美的执着之处会有所差异，但却丝毫不减女性追求美的热情。王小芳这本书着眼于女性从备孕、怀孕、生产到产后恢复的整个阶段关于健康和美丽的探求，我认为颇有意义。因为这个阶段对女性而言，既意义重大也影响深远，甚至很大程度影响了后续的人生质量。由于我和小芳在专业领域有十几年的合作，因此，一路见证了她从舞蹈到健身，到成为资深专业孕产教练的过程。如今她已是两个可爱孩子的母亲，并成为专业上不断进取、事业也有所成就的成熟女性。这本书是她多年专业知识的积累，有大量货真价实的实用指南供读者使用；同时挑选了她自己多年来担任私教的第一手的案例精华，把这个阶段女性普遍担心、关心和想要知道的生理知识、心理调适、营养健康及健身方式等问题尽收其中，有很强的指导性和实用性。作为两次亲身经历这个阶段的妈妈以及多年专业孕产教练的双重身份，使得本书的内容更让人安心和有说服力。此外，有趣的是，由于她是一位没有过多写作技巧的作者，反而在以自己实际生活为线索的叙述中，让人感受到诚恳、轻松，以及如同跟闺蜜聊天的阅读乐趣。

　　小芳在美体、健身及最早涉足孕产健康培训方面一直跟我有很多的出版合作，旁观她人生这十几年的经历和成长，用一句话说：一直带劲儿地活着。她对工作和生活抱持真诚的态度，敢于直面自己的抱负和愿望，并始终带着积极和热情，勇于学习和尝试新东西以获得成长，更重要的一点，她具有很多女性所缺乏的企图心和行动力，作为她第一本书的诞生也算是又一个实证。

　　这本书很好地诠释了她的人生态度，对同为女性的我们不啻为一次有益的交流。她自己正是这本书的践行者，虽然起点普通，但通过自身的持续努力，成为家庭、事业双丰收，头脑、形象都在线的出色女性。愿我们这个时代的女性，拥有更为广博的视角，更独立的精神，勇敢大胆地去追求自己想要的幸福。在人生的各个阶段，通过积极的行动，获得精神的充实、心理的强大，身体内在的健康和身体外在的好看，充分享受作为女性的精彩之旅。

岳欣　广东福光影音 CEO、资深出版人

2018 年 1 月 10 日 写于北京

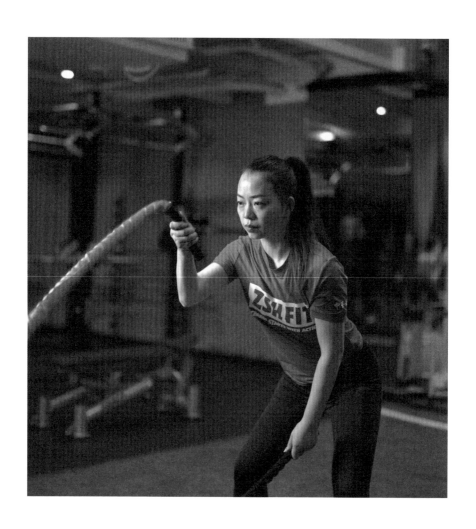

告别中国式怀孕

我一直在纠结，为什么中国人跟外国人有这么多的不同。最典型的就是中国人的"生孩子"，有非常独特的文化。

这种独特的文化里面，包含了很多特色。比如说，坐月子：一个月以内的饮食里不能含盐，不能见风，不能出门，不能洗澡刷牙，不能洗头，怕有污秽之气不能见客人，要拼命地吃好，给胎儿补营养，要吃很多奇异的东西，但又有很多正常的东西不能吃……

而生孩子的过程当中，也包括，顺产不能给产妇止痛，因为产妇不足够惨痛的话，可能就没有那么爱孩子了。所以，中国女性的剖宫产率，几乎是全世界最高的。

还有，怀孕期间，不能有性生活。妻子孕期丈夫出轨的故事，简直不胜枚举。

看着西方女性生完孩子几天之后就能吃吃，能睡睡，中国女性很羡慕，但也只能叹一口气，说道：都是体质不同啊。

依我看，不是身体的体质不同，而是观念不同。中国女人与外国女人同样是一个子宫一副阴道，身体构造差别不大，但脑子里塞进去的观念，却千差万别。中国孕产妇的利益，甚至生命安全，都被丈夫和家人、社会传统观念所裹挟，而虚弱中的她们没有办法反抗，最后造成很多悲剧，或者不幸。

作为一个长年为女性的价值写作的作者，我深知，女性与男性最大的差别，不在于体力，不在于能力，而在于女性被迫承担了生和育的过程。就是因为女性在生育上负担了太多的责任，承担了太多的风险（甚至生命危险），所以，她们很多好工作的机会被剥夺了，她们的社会角色也被生育角色所侵蚀。

如果能够让女性将生育的影响减至最低，无论是身体上、精神面貌上、社会角色上，都不受生育的束缚，那么，就是对女性最大的福利。

其实，以今天中国的医疗水平和营养水平来说，真正的身体风险，已被降至非常低了；更大的风险，是来自社会观念的保守落后，也是来自丈夫、父母、公婆之间的不理解甚至伤害。后面这些问题，才是导致孕产妇易生病、抑郁，孩子不健康，大家庭之间关系紧张，夫妻感情破裂的真正原因。

我们应该爱惜自己、爱惜家人，并不仅是"母子平安"就够了的，更需要增进夫妻感情，让妻子和孩子生活在一个安全和温暖的环境里。

这也是我推荐王小芳"V大公子"这本书的原因。她在生两个孩子的过程中，用自己的身体做实验，对事业的这份执着值得尊重。能坚持把健身做18年的，首先是一个非常坚韧又靠谱的人，她坚持晨练打卡，总是用热情感染身边的人去运动，每一次跟她聊天都感受到满满的能量，我跟她聊过很多次，她的价值观与我非常契合：

对于孕产妇来说，身体上没毛病，甚至身材恢复得快，都不是最重要的；最重要的是身、心、精神、情感的健康、自在、舒展。

当然，生完孩子以后，作为营养储备源泉的妈妈，会胖不少。如今仍然有着坚实的马甲线和强健的手臂肌肉的王小芳，在减肥、塑身上有着无可比拟的优势；她能教你如何塑形，好的身材首先就能让人恢复自信了。这是一个技术层面的改变。

另一方面，她也非常善于循循善诱，善于解决存在于孕产妇背后的观念问题。观念扭转了，女性才会想办法爱护自己、爱护孩子，才能好好保护好自己的利益。这是从核心层面上来解决。

只有一个真正爱惜自己、把孕产主动权把握在自己手里的女性，才能过得快乐，才能养育出人格健康的孩子，才有能力经营出理想的婚姻。想明白这些道理，对孕产妇的好处，比补一百碗鸡汤有营养得多。

王小芳在多年的实践当中，积累的不仅仅是技巧，还有很多人生百态，很多女性故事。读一读这本书吧，从大的地方说，能够让你意识到你作为女性的价值所在；从小的地方说，能教你如何迅速地恢复身材，健康紧致，美美哒。

很可能，你的人生关键时期的改变，就缺这么一本书了。

侯虹斌　作家

产后恢复的谎言与事实

90 天只有 3 个月，3 个月能做什么？

有人年复一年地带娃买菜做饭看电视剧，舒服养膘一身肉；有人日复一日地跑步瑜伽举铁到健身房，出汗享瘦一身轻。

与怀胎十月相比，产后的 3 个月似乎并不轻松。

新手妈妈们要应付随时哇哇大哭的小宝贝，要时刻注意自己的饮食保证足奶，最糟心的可能就是在这一切辛劳之后，还要看着自己走样的身材，却难以抽出时间进行产后恢复和锻炼。

产后恢复，已经成为现代孕产妈妈们最关注的话题之一了。

产后 90 天，是否可以恢复少女一般的身材呢？要实现这点，究竟要做哪些努力？

从事孕产健身教练工作 12 年，我给上千名孕产妈妈们上过课，她们之中有飞行员、律师、演员、主持人、企业创始人、全职太太等等。我可以负责任地说：产后 90 天恢复少女身材是谎言，也是事实！

我先后生过两个孩子，都是用了不到 3 个月时间，就恢复到原来的身材。所以我说，产后 90 天，恢复少女身材，是事实。

但是，我在怀孕、备孕时，已经做好了充分的准备，产后恢复就很简单。

在产后恢复，从生产完之后开始进行，是大部分人的误解。真正的产后恢复，都从备孕开始。如果你认为怀孕期间胡吃海喝、放飞自我，"卸货"之后节食减肥，90 天后就能恢复原来的身材，那么产后 90 天恢复少女身材一定是个天大的谎言。

一如孩子待在母亲子宫里就开始接受熏陶，孕产妈妈的产后恢复是从怀孕，甚至备孕期就吹响的拉锯战。

现代妈妈们，都非常注重胎教，怀孕期间听舒缓的古典乐，读浪漫的文学书，极力让孩子赢在起跑线。但是准妈妈们却忽略了自己的身体才是为孩子供给养分最佳的载体。

孩子的教育从胎教开始，妈妈们的产后恢复则是从备孕开始！

从备孕期间起，注重饮食搭配，养成良好的健身习惯，为怀孕、生产打造结实健康的身体，才有可能在产后 90 天里，活力地让自己恢复 18 岁的少女身材。

18 岁，在很多人看来是人生最好的芳华年代。人们怀念青春，也怀念自己 18 岁时娇艳、充沛、温暖、紧实的身体。

青春流逝，时光不再。但身材却可以通过挥汗健身，尽可能地保持年轻。

经历生产的女性，与产前相比，固然生理、心理和身材都会不同，但我们还有机会拥有 18 岁的身材和产前的状态。

生育并不是女性的义务，但在社会文化的浸染下，似乎变成理所当然。

而如今，"丧偶式育儿""守寡式婚姻"在中国遍地开花。生育于女性而言，绝不止生产过程本身，女性还要接受养育孩子本身、丈夫及夫家，甚至是整个社会的压力。你不仅要做贤良的妻子、称职的母亲，还要兼顾工作，不能拖累家庭；更甚者，还要随时保持美艳如花。

在多重压力下，孕产妈妈的心理崩溃，并不出奇。

可是，与其流泪，不如流汗。

当然，我们不仅是为了孩子而保持健硕的身体，更不是为了讨好男人而性感妩媚，在我看来，有趣的灵魂和好看的皮囊都是为了从心底关注自己、欣赏自己、爱自己。

90 天，那是产后给自己鼓励而划定的时间线，你要做的，是从现在开始给予自己身体足够的关注和锻炼，让自己不仅在产后保持少女身材，还依然可以做一个精力充沛、勇敢张扬的"少女"。

我是 Vicco，我是一名产前产后私人教练，我是两个孩子的妈妈，我由衷地认为，每一位生过孩子的女人都是超人！

如果你认同我的观点，你是我的同类，你一定会果断地把这本书拿走。

而作为孕产健身教练，我更是诚心地以为，每一位孕产妈妈，都值得拥有

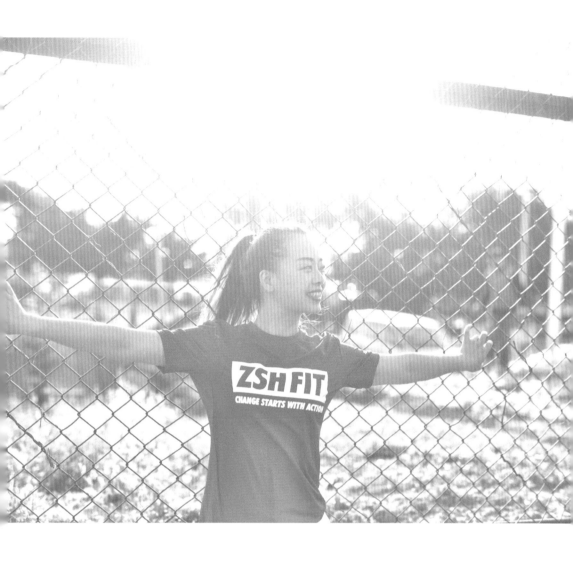

更科学、更健康的孕产健身过程。

　　这本书没有动作教学，而是一本让全中国的孕产妈妈们，开始更关注自己的身体和心理的分享书。当你真的读完读懂这本书之后，产后 90 天恢复少女身材的秘密就有答案了。

　　拿到了产后 90 天恢复身材的密码之后，我相信，你只要给自己 90 天，轻松找回少女身材，绝对不仅是一句口号，而是誓言和承诺。

　　　　　　　　　　　　　　　　　　　　　　　　王小芳

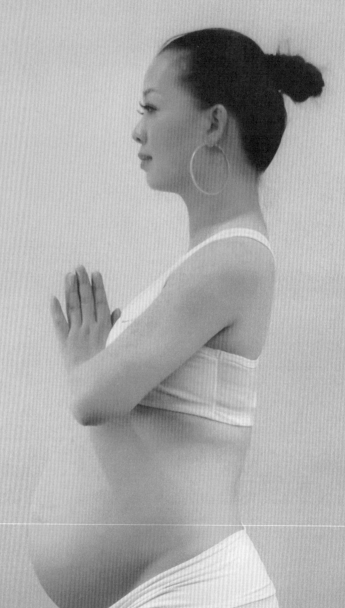

第 *1* 章

我的孕产故事：
用自己的身体
记录健身实践

我是一个爱折腾的孕妇

2009 年 1 月 1 日，我成了全职孕妈妈。

不用上班的我，过了一周退休老人的生活，早上睡到自然醒，每天躺在沙发上看电视，晚上去公园散步，这种无所事事的生活，一周后我就受不了了。

一直像个孩子一样定不下来的我，当上了"准妈妈"后，没有改掉往常的习惯，总是忘记自己就要当妈妈了，还是想到有什么事，就急匆匆地跑，想吃什么东西不管好坏，偷偷买来吃。

好友说：怀孕后的我也要把"不寻常的路"走到头，这种批判精神在任何时候对我都只会是一种鼓励。不人云亦云，孕期有疑问了，我一定会去正规的医院咨询，不会轻信"民间秘方"和江湖郎中。

为了在自己的孕期生活中折腾一把，我制订了一个简单的计划。

◎ 每天上午去英语班学英语。
◎ 下午在家里进行孕期健身。
◎ 晚上去公园散步。

早在我做孕产教练的时候，我就想：如果有一天我怀孕了，我会怎么过呢？有一个想法就是，为了可以更好地把孕产课程做好，我一定要记录我每周身体的变化，什么动作可以做，什么动作几个月的时候做不了。

但因为怀孕前三个月我在总经理的管理岗位上，加上孕吐严重，早就把几年前的想法抛之脑后。也许很多事冥冥中就有安排，在孕吐期之后，我也被通知回家休息。

不用工作的我，刚好可以实现两年前的想法了——用自己的身体做实践，记录怀孕和产后恢复的经验，以后可以帮助更多的女同胞。

为了不影响家人，同时不被他们打扰——譬如，婆婆看到我总是会说，我一点儿都不像孕妇，走路太快，行为举止一点儿都不注意。我就将卧室当成了训练场。每天睡完午觉，我都在房间里进行各种健身动作的尝试。

整理了一个月后，我觉得非常有收获，我喜欢将自己的健身日记上传到网上，一直与我有合作的出版公司岳总看到后，联系我，问是否有精力把它编成一个完整的孕期健身的教学视频。当然我是很乐意的，为了呈现更好的录制效果，也为了能给更多 4 ~ 8 个月的孕妈生活多一些健身的普及。每天下午我会花 1 ~ 2 小时在家里把自己编排的训练动作全部实践一遍。

拍摄当天我已经是孕期第 34 周了，40 分钟的教学片，从早上化妆到录完，耗时 3 小时，全程我基本上都是处于录制的状态。拍摄完，有点儿腰酸犯困，但因为我孕期一直在做运动，所以一觉睡醒就没什么事了。

很多人孕期都有忌口的习惯，但是我过了孕吐期之后就是想吃什么吃什么。我怀老大的时候，每天最少吃 4 种水果。怀孕期间，冬天我也吃了很多焖羊肉，婆婆调侃我说，别的孕妇不能吃的，我都不当一回事。而广东夏天盛产的龙眼、荔枝、西瓜、香瓜和榴莲等水果，我一样都没有落下，只是每样都不要吃太多就好了。

尽管我吃得多，因为我孕期有足够的运动量，所以身高 1.62 米的我，在出现阵痛、准备进产房的时候，体重是 64.5 公斤。事实证明我孕期保持健身的成效不错：孕前我的体重是 53 公斤，我整个孕期的体重只增长了 12.5 公斤。

我的朋友们平时都笑我，蚊子叮一下都说很痛的类型；生孩子的疼痛将是我这辈子遇到的最痛的经历。

7 月 8 日早上 8:00 多，我感觉期待已久的时刻应该要来了，我的身体开始出现孕晚期的宫缩现象，这说明我很快就能见到我的孩子了，预示着老公不用总是趴在我肚子上和宝宝说话了，马上就可以抱着他跟他说话了。

我马上联系了在公立医院做主任的朋友，告诉她，我可能要生了。她告诉我不要慌，第一胎没那么快，如果可以的话，在家里慢慢地先洗个澡，洗头发，吃个早餐，她帮我安排好床位，10:00 再去医院。

平时虽然看过很多孕产方面的书籍，自己也教产后恢复的课程，但是生孩子我是第一次，就像坐副驾驶座位坐了20年，第一次让你自己开车。我还是非常害怕和紧张。

大约10:30到达医院，医生安排好了床位后，就让我躺在床上，给我输了氧气，还给我打了催产针，让我躺在床上不要出房间。

打了催产针之后，宫缩就频繁了，我真心觉得除了痛，还是痛。中途我跟老公说了3次："我不要顺产了，快点儿跟医生说，我要剖宫产！"但是医生检查完宫口，说我没必要剖宫产，完全可以顺产。婆婆和公公也在医院陪着我，安慰我，让我不要过于紧张。

第一胎，医生为了让产妇生得快一点儿，同时不让阴道口撕裂，通常建议侧切，当然我也是这样过来的，躺在床上又痛又紧张，无助的状态下，也就只能听助产师的了，躺在床上的我还算理智，一直在配合医生的呼吸。

生完孩子，我卧床休息了一个晚上后，就每天在医院里走走，活动一下。因为我觉得躺久了反而会腰酸背痛，还不如起来伸展伸展。不过真的觉得平时的锻炼很重要，第二天一早我就能正常下地在医院走廊里走动，但是因为是第一胎的缘故，家里人也比较重视，所以除了喂奶，什么都不让我干，我也是从这个时候开始迈入了懒妈的行列。

第一次怀孕：
与传统坐月子的初抗争

第一胎是体验了一次半传统式的中国式坐月子，第二胎我则是完全按照自己的方式，怎么舒服怎么"坐"的。

对第一胎的"准妈妈"而言，"坐月子"这件事还是很神秘的。一方面身边生过孩子的过来人都会说："你不坐好月子，以后有你苦头吃"；另一方面又在网上看见：欧美人都不需要坐月子的。于是，很多新手妈妈跟我一样两头摇摆着。

很多女性都选择"宁可信其有，不可信其无"。初次生育，就在长辈和亲朋好友的半恐吓、半教育下，接受了他们眼里"最好的安排"。

我大嫂第一次坐月子就是用红糖水代替白开水；不用牙刷刷牙，用盐水漱口；所用之水全是开水或凉开水，坚持了一周不洗头。最后她实在受不了，用艾叶烧水洗头、洗澡。这样一个月子下来，因为肉吃得太多，水果蔬菜吃得太少，她便秘得难受，用了两支开塞露才拉出来。

身边很多朋友也用亲身经历证明了老人提供的坐月子经验不靠谱，而我认为月子科普难，原因有三：

（1）家人过于重视出生的婴儿和产妇，而他们所掌握的孕产知识并不完全科学。

（2）许多产妇自身并不具备全面的、科学的孕产知识，而大多女性从未拥有自己身体的主权，在遇到孕产这一重要事件时，容易受到身边人及社会文化的影响。

（3）因为孕产的特殊性，女性个体能实践的机会不多，身边可借鉴的科学坐月子经验又太少。

我生完老大，一出院回到家，婆婆也是跟我说，千万不要用生水洗澡、不能喝水、洗脸、洗头发、刷牙，否则会导致产后月子病。因为睿睿是在 7 月份生的，还好我家老人比较通情达理没有要求我不开空调，所以，为了不让婆婆干着急，能迁就她的、不过分的我一般是不会拒绝的。

表面上我用婆婆煮的艾叶草"擦身体"，婆婆一再嘱咐我不要加冷水，等到艾水自然凉擦一下身体就可以了。但是大夏天的，本身产后就特别多汗，而平时就比较按照自己意愿行事的我，又不想为了小事跟老人较劲。于是每天洗澡的时候，我都反锁套间的大门，关着门在冲凉房里，用艾叶水泡脚。等一身汗干了之后，再痛快地享受一个淋浴——这样既没有浪费婆婆的一番心意，又可以自己怎么舒服怎么来。

但是，月子里，我真的吃了 17 只鸡，婆婆每天都煲汤，用黄酒煮鸡，各种炖品，据说是"大人补身体，孩子的奶水质量自然会好"。其中最让我记忆深刻的是，孕期回到家，婆婆就开始跟我说，不要喝水，只能喝汤和醋，每天出那么多汗又不让喝水。

我记得很清楚，那天我正在客厅里喝水，婆婆一看到就大发雷霆："你喝了水，就会没有奶水，以后也会经常拉肚子的！"

这跟我所知道的知识完全是两个概念。于是我决定心平气和地跟婆婆彻底地科普一下，告诉她：

"妈，你能为了我的身体健康比我还着急，我特别高兴，但是我告诉你，生完孩子睡醒第二天我就喝了水，而且每天在医院都是喝纯净水。你要充分地相信我，我就是学这个、做这个的，我们用科学来讲道理好不好？"

于是我跟她说：

第一，你以前坐月子是不是还没有淋浴，还是坐在盆里洗的年代，所以月子里才不让洗澡。

以前没有条件，现在不同了，现在全部都是淋浴，有热水，也不用坐在盆里洗。所以洗澡，擦干换上干净的衣服是完全没有问题的，并且身上干净、没有细菌对宝宝和产妇的身体健康也会更好。

第二，关于喝水的问题。

1. 水对于人的重要性仅次于氧，我们人体由 70% 的水和 30% 的固体物质构成，而大脑组织的 70% 都是水。很多人不知道，我们身体需要的第一营养成分是水。汤、肉类和水果是很有营养的，但是都代替不了水。如果不多喝水，就很容易出现褪黑素等。如果不能很好地代谢掉，皮肤就会变差，还有可能留下斑点，而且体内缺水容易增加情绪不稳定，产生焦虑和抑郁。

2. 如果产后身体内缺水，那么吃的营养物质无法被人体吸收，各种必需的激素、微量元素、维生素都不能到达它应该到达的部位。而水可以像血液一样，帮助这些物质分配给身体各部分。

3. 水能起到润滑的作用，身体的温度才能维持正常，正常运送养分、排泄废物。喝水少了，就会经常便秘，就会患痔疮。

4. 以前你们老一辈不给喝水是因为条件有限，那时候还没有纯净水、矿泉水、蒸馏水，只有生水、人畜共用水资源的年代，怕细菌感染，才会不让喝水、碰水的。

我很庆幸的是，我婆婆是一个电视迷，平时也接受过电视的科普，所以她很容易就被我说服了。

最后我还补充了一句："身体是我自己的，我的身体我自己做主，这比任何老人传下来的习俗都重要。"

好不容易说服了婆婆，产后第 7 天，我就跟老公去超市购物，被邻居阿姨认出来了，她吓了一跳："你不是刚生完孩子吗，怎么就出来逛超市了呀！"

我说："没事呀，出门开车，到了商场又有扶梯，只是逛超市而已。"

很多时候，其实事情本身并不是特别恐怖，只是当旁人一惊一乍的时候，你可能就会不自觉地以为"大难临头"了。我产后第二周，每天早上和婆婆一起带孩子去公园散步、晒太阳。这些低强度的运动并没有导致我身体有什么问题，反而是我的恶露排得特别好，子宫也修复得特别好。

当然，任何他人的案例都只是参考，所有与自己身体有关的运动都需要建立在清楚认知自我身体的基础上（我将在下一章谈到）。

我是女人，不是神。生产的时候消耗了大量的体能，但是并不意味着只能卧床静养，这也基于我平时有坚持健身的习惯，体能恢复得比一般人稍快。所以，我反而觉得适当的活动，能够使我身体的肌肉和骨头更舒服。

我在第一胎产后第 21 天接到公司人事部的通知，问我是否要回去上班。

休息了 7 个多月，我也实在憋得慌，于是第二天就答应了回去上班。因此第一胎时，我生完孩子的第 24 天就上班了，正式结束了我的第一次产后月子。

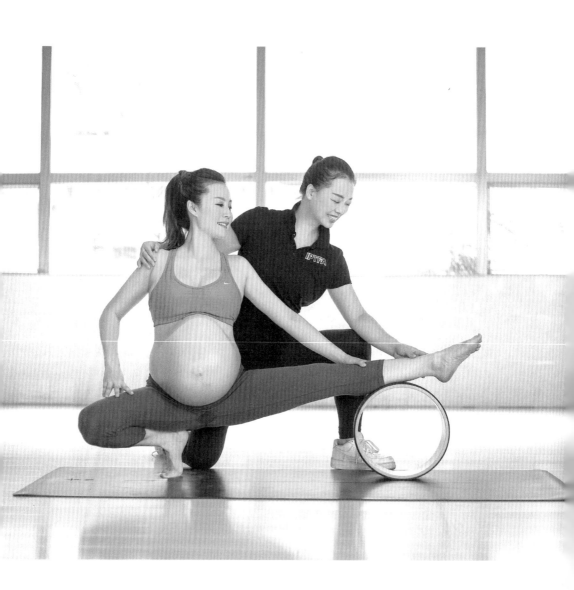

第二次怀孕：
怀着宝宝的健身搏击

很多人的一生都会有很多意外，比如怀孕——我就是在春节旅游一趟回来后第二天，发现自己怀孕 5 周。

而我前一天晚上才上完一节高强度的莱美搏击＋杠铃操的公开课。在我对突然到来的宝宝毫不知情的期间，我一直保持每周 2 节舞蹈课、1 节瑜伽课、1 节莱美课和每天 3 ~ 5 节私教的工作强度。此时也正是我创立中圣会的第 6 个月，公司里的人得知我怀孕 5 周了还在上健身课，吓得不行。

怀老二的前三个月，我依然是一个孕吐狂人。跟第一胎不同的是，第二胎我从怀孕到生产的前一天都在工作。期间我一直给会员上私教，上到 6 个月。

这一次因为有了实战经验，我也就没有那么恐惧和焦虑。当然我依然还是怕痛的，一想起生老大时那种痛得死去活来的感觉，我就非常无助。

2011 年 11 月 20 日凌晨 4:00 多，我感觉到隐隐的宫缩厉害，算了一下时间，感受了一下阵痛的感觉，我知道应该快要生了，这一次，我没有那么紧张，也没有吵醒家人。躺到 6:00 多才起来，很淡定地跟老公说，我洗个澡，然后我们去医院吧。相对于第一次花了整个孕期准备的待产包，这一次，因为我们在孕初期就预约了 VIP 房和专属医生以及待产顾问，医院什么都配套好了，连宝宝的衣服和纸尿片都不用带，我们只带了简单的换洗衣服就去了医院。

不过生第一胎和第二胎除了本人淡定很多，家里的老人也相对淡定很多，第一次全家出动去了医院，第二胎我家老爷子和老太太，送我们出门口，还安慰了我一句，没事的，不用害怕，第二胎一般很快就生出来了。

这一次真的没有第一胎那么痛。虽然宫缩也很让人难受，但是第三次检查的时候，护士跟我说，赶紧上产室了，宫口全开了，已经要生。8:50 多我上的产床，不到 9:00 老二小予就出来了。

一出来我就听到两个助产师说，宝宝的皮肤好漂亮呀，一称重足足 4 公斤，护士小姐们一整个早上都在议论，今天早上居然有一个顺产生了 4 公斤重的产妇。

第二胎生完清洁完毕，受过专业训练的护士就让先生用拳头一直按压我的肚子，以促进宫内瘀血的排除，帮助子宫的修复。

◎ 希望孕妈妈身边的家人和朋友都能多给孕妇陪伴、支持和理解，而孕妈妈们也可以尝试着积极地去选择一些科学合理的运动方案，提高自身的身体素质。

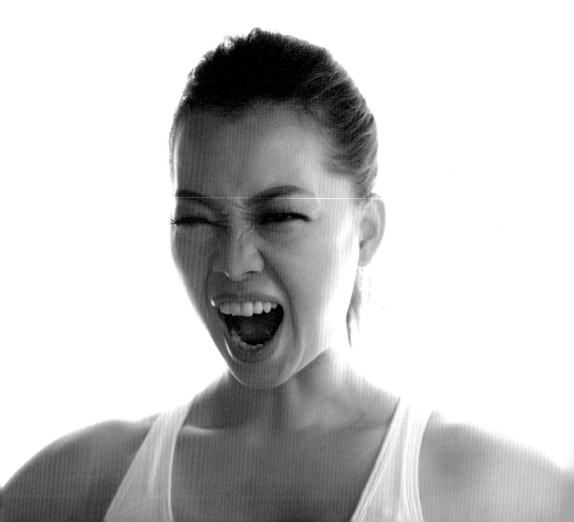

亲历两次产后身材走形，
我知道你们有多辛苦

肉不是一天长出来的，曾经我也胖过，我相信产后从 67 公斤到 53 公斤，我可以战胜自己，你也一定可以做到。

产后恢复这件事，真正要靠的是我们自己。只有我们的心态改变了，我们的意识改变了，我们的身材才会改变。

大约是从 1999 年的秋天开始，我从一名小学舞蹈老师，跨行从事健身工作。2001 年开始，影视公司找我编排和录制女性减肥操。2002 年开始，音响公司找我编排录制了民族舞健身操、女性提臀瘦腿踏板操、街舞、瑜伽、热舞、身体艺术、孕期健身等教学片。2004 年，我开始给女性学员上一对一的私教课，主要以女子塑形为主。2006 年，雅培公司公费送我学习了孕产课程：从备孕到孕期到产后恢复。

通过这些年从事女性健身教练的工作，我一直在思考：孕产健身意味着什么？

在接受我个人咨询和教学的产后女性学员中：

100% 的学员迫切地希望我帮助她们快速地改变体重和体形；

90% 的产后妈妈盲目节食、做高强度的有氧训练，希望快速减体重，减少妊娠纹；

70% 的产后妈妈，除了希望减体重和去除妊娠纹外，还希望我可以帮她们改善腰部的疼痛问题；

还有 85% 的产后妈妈，连跑步和咳嗽以及大笑都不敢，因为容易漏尿；

而 92% 的产后妈妈们告诉我最痛苦的是，在孕期和产后发现老公出轨所遭遇的精神上的打击和伤害。

虽然我是从事女性健身工作多年的健身教练，但在我自己两次孕产期间，我依然无法不去忧虑孕产期间我的身材和生活将会出现何等天翻地覆的变化。

我担心我的体重会暴涨，因为我见证了太多孕期胖了差不多50公斤的女性。虽然我学习过非常多的孕产知识，也帮助了很多的产后妈妈成功瘦身。但是，我很清楚每个人的体质不同，健身的效果自然大相径庭。

那时候的我，未曾亲身体验过孕产，所以对孕产过程究竟会把我变成什么样子，是完全没有预知的。尽管我在孕期一直保持运动，可更多的时候，我对自己仍存有疑虑：我的身体状态是否可以更好？

老实说，我自己就在第一胎的时候出现了身材焦虑。生完第一胎24天就上班，并不是月子没坐好，而是这一次的上班，是从事管理的工作，业绩的压力，压得我每天都身心疲惫；各种应酬、各种社交关系让我焦头烂额。

我仗着自己有运动底子，将产后恢复一推再推，完全把产后恢复最佳时期的重要性抛诸脑后。

我第一胎产后计划减肥大约在睿睿9个月的时候，那时出现了一个令人难受的真相是：我发现我一直要不断地买新衣服才有衣服穿，我的腰部经常容易痛，我意识到自己的问题，但是一忙起来，没过几天又忘记了。

第二次计划减肥，是在朋友的婚宴上。同席的人问我和老公是不是姐弟恋，我虽有不悦，但还是顺着话说，是呀，我比他大10岁。那种用夸大年龄掩饰自己显老的样子，好像很不错，最起码不用大家在背后说我比老公还显老。

回去后，我就想着赶紧开始运动，信誓旦旦地跑了几天步，事与愿违，总是鼓励别人坚持下来的我，这次自己却没做到。减肥的事情就这样又不了了之了。

一眨眼，老大睿睿就1岁多了。我记得那天，老公的哥哥邀请我们去他们家聚餐，我带儿子在楼下滑滑梯玩，老公帮我们拍了几组照片。我看到照片之后，吓了一跳，这个臃肿的女人是我吗？手臂和脖子怎么那么粗？肚子和臀部都圆圆的，还有脸，怎么鼻子都变大了？整个人是肿的，整个轮廓像被蒸熟了的馒头一样。

这么难看的样子是我吗？沮丧，恨不得马上就瘦下来，埋怨自己怎么可以让自己变成这样。

有果必有因，之所以肥成这样，无非就是吃多了、动少了。当时的我，虽然在健身房工作，但因为第一胎怀孕期间养成了嘴馋的习惯，每天上班和办公室的同事不是下午茶，就是各种吃吃吃。加上缺乏规律的运动，导致每天吸收的热量和消耗掉的热量不成正比，体重飙升。

那天我站在冲凉房的镜子面前，望着自己的身体，回想，很长时间老公好像不再像以前一样喜欢偶尔背着我满院子跑了，已经很久没有搂过我的腰，我开始不敢在他面前换衣服……

我沮丧，我生气！可是，哭过之后，我开始问自己：

"我现在的身体是什么样的状态？为什么是这种状态？"

"我喜欢自己现在的身体吗？为什么？"

"我希望获得什么样的身体？我愿意付出改变吗？"

"不管其他人怎么看待孕产妈妈的身体，最重要的是，我希望成为什么样子？而我，有这样的能力吗？"

坐在冲凉房的马桶上，一张张翻看手机里以前还没有结婚生孩子时候的照片。想起自己曾经那么有激情，怀孕期间都没有消停过，想起自己几年前就曾经下过的决心：做了孕产教练多年却没有真正实践，一定要通过自己产后实践，证实这些年帮会员做的产后恢复的课件是否可行。

而我，却没有做到。我在骂自己根本就是一个骗子！

回想整个孕期，自己曾那么投入，根据每个月自己能做什么动作，根据自己身体的变化，用自己做试验，做孕期健身笔记。

可我只完成了孕期的，却错过了产后恢复的最佳时期。

也许是一开始上班，婆婆担心我未满月就又要上班又要母乳喂养，疯狂地为我补身体——我吃得太多，动得太少；又或许是孩子未满月就回去上班的我，为了证明自己除了专业，管理工作也能胜任，开始长久地泡在办公室里完成坐班式的行政工作。

总之，没有给自己的身体及时做产后恢复，总自以为是专业人士，体质比较好，于是在等待和推脱中养育了自己的惰性，忽略了自己的身体。

重视自己的身体，
看见它，改变它

那是我第三次计划减肥。

那天回到健身房的体测室，我再次站上了体测仪：体重显示是 67 公斤，比半年前又涨了 4 公斤，生理年龄是 36 岁。天啦，我实际年龄是 28 岁呀！我简直不敢相信，沮丧而震惊。

我让女教练娜娜用我的手机，帮我拍了一组一丝不挂的照片。我看到的是：

一个面部浮肿、粗脖子、粗手臂、腹部松弛、一点儿自信都没有的女人。看那腰上多出来的肉！看那松弛变粗的手臂！看那脖子上的脖子纹！看着照片里那个女人的身材，我很不满意，我觉得太不可思议了，镜子里的那个女人居然是我！

我看不下去了，我在想，我自己都忍受不了了，何况是自己的另一半？

我把经常在健身房跟其他女会员说的话对自己说了一遍：忍受不了就得改变，想要改变就得行动，行动了就得坚持。

为了改变自己的状态，我像打了鸡血一样，为自己制订了 3 个月健身计划：第一周，我减了 2 公斤多。第二周开始我总是忙到准备健身的时候，发现已经是深夜。又因为经常聚餐应酬，第一周减的 2 公斤又反弹回 1.5 公斤。

最后第一个月我只减了 0.5 公斤。

沮丧，不自信，觉得我可能要被毁了，难道我以前为那么多人减肥成功，自己的肥减不下来了？我难道要成为一个笑话了吗？以前我总是说别人该怎么减肥，怎么塑身，现在终于轮到我自己了！

我被自己的成绩激怒了！我开始吸取第一个月的经验教训。我跟自己说，现在对我来说，没有比瘦下来更重要的事了。

我清楚地知道，自己忙于工作和孩子，忽略了自己，疏忽了自己的身体。

我已经错过了产后恢复 3～6 个月的最佳时期。我的体重已经到了我人生的最高峰了。

为了不给自己任何瘦不下去的理由，我在家门后用便笺纸写上"瘦下来才是王道"；我在办公室的电脑显示屏上贴上"再不瘦下来，连你自己都不喜欢自己了"；我把我的 QQ 签名改为"没有做不到，坚持下去，收获全新的自己"。

我把自己当成会员，很客观、很理性。不再轻易地认为自己属于很容易瘦的类型，不再抱有随便动一下就瘦的心态。我为自己做了体能测试、心肺耐力、肌肉耐力以及柔韧性等身体评估。

看着自己不完美的全裸照，前后左右，给自己做了精确的身材分析，给自己制订了时间管理表，同时根据自己的所有评估数据得出结论——最少需要 4 个月，才能从 67 公斤减到 53 公斤，我要减掉 14 公斤的脂肪。

人生第一次，我为自己制订了一份详细的健身计划：每一天的训练做什么，多长时间，多少次，多少组。我还为自己做了一份减脂餐。因为这一次我再也不敢轻视已经处于基础代谢下降的身体，不敢轻视体内没有及时调整好的孕激素，不敢轻视 1 年多没有进行规律训练的身体。

做好充足的准备，结合多年做健身教练的经验和理论。我为自己做了人生第一份专业的训练计划。

这一次，我第 1 个月减了 4 公斤多的脂肪，而第 2 个月结束的时候，我已经减了 7 公斤的脂肪。

可是第 3 个月，当我正鼓励自己瘦给大家看的时候，正在准备全力冲刺的时候——那天早上，我起来刷牙，感觉到一阵作呕，看着镜子里的自己，心紧了一下，一种似曾熟悉的感觉，但是我还是没有办法确认，于是开车冲到医院做了检验。

是的，我没猜错，我怀孕了。这个时候怀孕可不是一个好消息，甚至打破了我所有美好的计划，我懊恼万分。但是，我不得不停止高强度的训练。

最终，我和家人商量终止妊娠。这次小月子我在饮食上非常注意热量的摄入。虽然停止了高强度的减脂训练，但是我依然在无疼人流后的第 7 天，开始了瑜伽和形体舞蹈的练习。

第 3 个月结束时，我为自己调整了训练计划，因为人工流产，最少 1 个月内我要放弃所有影响子宫和身体恢复的高强度的跑、跳训练。很庆幸，我的体脂虽然没有像前两个月下降得那么迅速，但是，我的体重和体脂含量、腰臀比例、基础代谢、生理年龄等数据依然在下降。

这个月我的饮食控制得非常好，小月子体重没有长，反而下降了 1 公斤。

当 4 个月结束那天，我鼓足勇气站上了身体评估仪做完数据采集，我很清楚地记得：体重 56.5 公斤，我足足减了 10.5 公斤！更令我兴奋的是，我的生理年龄从 36 岁变成了 33 岁。

虽然并没有百分百地达到指定目标，但是马甲线开始若隐若现了。

再后来两个月零两周的时候，我的体脂含量达标了，我的体重是 53 公斤，虽然我的体重没有回到孕前的最佳体重 51 公斤，但是我的腰围从 200 天之前的 86 厘米变成了 69 厘米。

当我再次让娜娜教练帮我前后左右拍了一组四个方向全裸照片，并与 200 天前的做对比的时候。我们同时发出"哇"。

一个是虎背熊腰的女人的身体，而另一个是锁骨明显、胸部虽然比 67 公斤的时候小了一些，但是乳晕明显没有那么深了，整个胸部是饱满坚挺的。神奇的是肚脐眼从圆鼓鼓又恢复到了细长，腹部的马甲线出来了，臀部比 200 天前圆润上翘了很多。

写到这里，我需要申明一下，这不是一本产后减肥成功的励志自传书，在这里也没有很舒服的减肥方法、不锻炼就能产后恢复的捷径。

我得表明，体重肯定不是衡量我们是否有一个好身材的标准。

从怀孕到产后，我们女人的身体不是看起来那么简单的，它在不断地因为孕激素而发生变化。

孕期日渐隆起的腹部和膨胀的胸部，腋下和胯下逐渐越来越深的色素，产房里宫缩的疼痛，剖宫产后伤口的疼痛，没有人可以替我们去承受和忍受。

生产完后，超标的体重、松弛的肚子、西瓜皮一样的妊娠纹、不协调的四肢、断奶后下垂外扩的胸部、松弛的骨盆底肌，没有人可以替我们去经历。

所以我们要学会爱孩子，爱工作，爱老公，但必须首先要爱自己。

如果问一个人的坚强，是心灵还是躯体，那么我两样都不愿放弃。

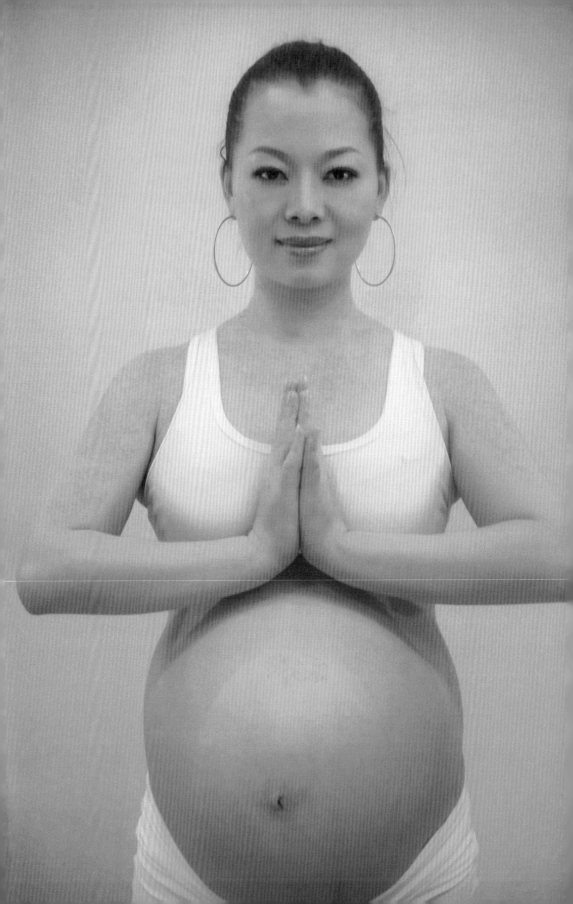

第 2 章

中国式怀孕

什么是中国式怀孕？

中国式怀孕不好吗？哪里不好？哪个国家的怀孕方式是好的？

你了解中国人的体质吗？

你让一名普通人去拥有专业运动员的体能？

一个从来没有运动的人，产后想要跟长期有运动经验的人，用同样的产后恢复方案，这不是对自己不负责吗？

所以我认为，一切不以个人体质做考虑前提的怀孕方式，都是对自己不负责任的"耍流氓"。

中国式怀孕为什么会受到那么多人的抵触，被各大媒体网络夸大其词？我一直在思考这个问题。

后来我得出了一个答案：那是沟通方式的问题，是习惯性思维问题，她们习惯以讹传讹，听到风吹草低就以为肯定可以见牛羊。问题是你这里没有牛羊呀。他们很聪明，却不喜欢用科学依据去解答，所以不是中国式怀孕好与坏的问题，而是中国式的思维问题。

人们总是以爱的名义，绑架和恐吓怀孕的准妈妈们。

他们总会在你耳边不停地说：

你怀孕了，不要吃螃蟹呀；

你怀孕了，不要到处乱走呀；

你怀孕了，不要走路那么快；

你怀孕了，多吃一点儿核桃呀；

你怀孕了还上什么班呀，让你老公和婆婆好好伺候你；

你怀孕了小心不能有性生活，小心老公出轨呀；

你刚生完孩子不要洗澡呀，会有月子病的；

你刚生完孩子，不要洗头呀，老了会有头风的；

你刚生完孩子，不要老是站着呀，会子宫下垂的。

以上种种，大家发现一个规律了吗？

那都是以爱的名义在公开地恐吓，以爱的名义绑架你的学习能力，以爱的名义把一个现代人绑架到了封建时代。

她们总是说很多的问题，一味地说服你什么可以做，什么不可以做，但是从来不拿出任何的科学依据告诉你原因。

中国式怀孕，即千军万马的人举着爱的大旗，将孕妇的身体禁锢在传统文化的迷思之中。

在传统的文化当中，女性的身体并不属于她自己，她的身体只是家族传宗接代的工具。而作为一种工具，女性对自己的身体自然毫无话语权可言。于是家族中，甚至是邻里任何一个人都可以对怀孕的女性指指点点，因为她肚子里的孩子不是她的，而是属于宗族的。

尽管现代女性的地位相较于从前已经大有提高。但在我们的教育中，女性的身体是保守的、贞洁的，是需要细心呵护的。而这个细心呵护，不仅是指女性自身要珍爱自己，还指男性也需以"女性为先"。

这听起来像是一个非常美好礼貌的环境，但事实上却是将女性从小置于一种"被保护"的状态，女性对自己的身体毫无掌控力，因为它一直处于蜷缩的"自卫"之中。

试问，这样的女性身体，又怎么会在孕产期，突然就能由女性自己独立做主了呢？

在仍然重视生育文化的中国，非孕产期的女性大可以随意按照自己的意愿生活（尽管如此，还是有许多女性的处境并不自由）；但只要身处孕产阶段，女性的个人意愿就必须向胎中的孩儿，或者说，家族的意愿妥协，被迫将自己的身体交由他人安排。

要打破这种束缚，女性需要从小开始关注自己的身体：

身体的构造如何？

在不同时期身体有什么样的表现和状态？

我和身体有什么样的关系？

我可以如何打造自己的身体？

别人可以对我的身体做出什么样的行为……

对于很多成年女性而言，我们成长教育的过程往往缺少这一环节。很多女性并不了解自己的身体，也不喜欢甚至厌恶自己的身体，因为不管自己如何努力，似乎都不能达到媒体信息中那样的"完美身材"。

而我认为，健身是一个非常好的契机，可以"迫使"女性去观察自己的身体，并且在健身的过程中，女性可以通过控制饮食、安排运动、管理时间等，逐步实现对身体的改变。在这一过程中，女性能够逐渐看见自己对身体的掌控力，找到对身体、对自我的自信。

孕产期的健身对女性来说则是更大的挑战，这不单是女性对自我身体的把握，更是女性对传统文化的挑战。在这一过程中，女性不仅要有对自己身体清晰的认知，还要独立思考哪种孕产模式、生活方式能够更有效、科学地帮助宝宝及准妈妈健康成长，同时还得抵抗住周围人喋喋不休的"好言劝说"。

要完成这样的一次身体抗争，一点儿都不容易，甚至还会遭遇遍地的荆棘。

不过，我相信正在阅读本书的你，已经迈出了第一步——摆脱中国式怀孕的第一步。

"恃孕行凶"
——怀孕的特权派

或许你听说过"怀孕怎么吃都可以""月经期间怎么吃都不胖"的说法，所以每次月经期，你都拼命地吃，而到了怀孕的时候，你就吃得更加肆无忌惮。

还有，怀孕的女人不可以做的事情加起来大概可以绕地球十圈，所以你也大概会占着自己十月孕妇的身份，大大方方地敞开双臂，啥都不做，瘫在沙发上，安生休养。

古时候，女性地位低下，大概只有孕产期能够享受使唤人的福利，所以都乐不得天天怀孕，天天休息。可是，今天的你，还想要这样吗？

月经期、孕产期可以随意吃，这当然是个谎言。

可以反思的是，这种孕产期怎么吃都没事、生完就可以瘦下来的谣言，究竟会带来什么结果？

孕产期当然是女性一生中重要的时期之一，但是，它的重要性，是否足以让你放弃对自己身体的掌控力呢？

把怀孕当成胡吃海喝的特权，这是一种对自己身体毫无了解、随意处置的行为。如果连孕期如何科学饮食都不愿意学习的人，或许不适合阅读本书。这里所指的科学饮食，是讲究营养膳食均衡的科学方法，而不是迷信禁忌。

另外一种，把怀孕当作优先享受福利手段的人，随意挥霍他人善意的"怀孕特权派"，实际上是将自己身体的话语权拱手让人。当你认为你需要优先，需要特权，需要特别照顾的时候，是否认为自己是弱者，理所当然需要他人的优待？而弱者，自然没有话语权。

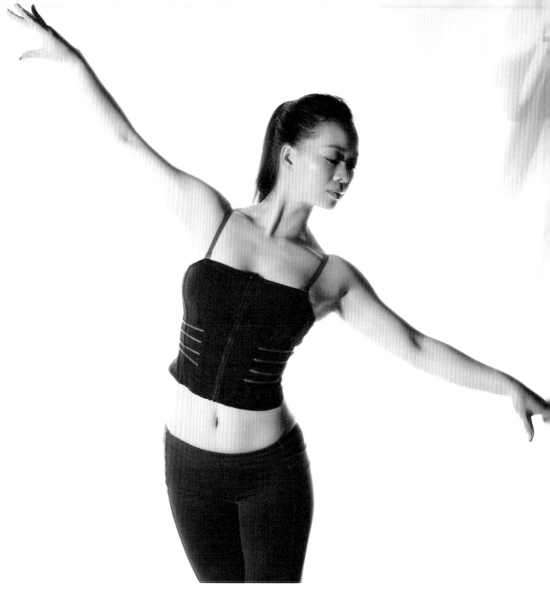

　　怀孕期间的女性身体，和女性一生中其他阶段一样，都应该被科学地、理性地对待——如何饮食、如何锻炼、如何休息，这些都不因怀孕而改变得天翻地覆。唯一需要调整的，当然是针对孕产期心理、生理状态进行不同时段的安排。

　　这就像如果你经历了熬夜，需要为身体补充维生素一样；孕产期间，生活方式的改变，不是巨变，不是胆战心惊，是可以理智的、有效的。

　　如果你一直保持着良好的生活习惯，孕产期间自然需要继续保持。

　　如果你一直大口吃炸鸡，大口灌啤酒，孕产期刚好是一个良好的契机，让你重新审视自己的生活方式，并做出积极的调整。

每一个怀孕的身体，都经历着独特而惊喜的变化。如何理解这两个生命同时生存的身躯，如何对待和使用它，都应该借助母性的智慧，理性而高效。

如果你仗"肚"欺人、欺己，宝宝估计从小接受的胎教就不太好了，不是吗？

身体在现代，
脑子却在古代

十月怀胎对大部分准妈妈来说，是一个漫长又让人感到幸福与艰苦的旅程。伴随着幸福喜悦，同时到来的还有各种不安和焦虑的困扰。准妈妈们常常会为自己能做什么而犹豫不决。

其实，只要多看现代孕产类的书，增加新时代科学的孕产知识，就可以使整个孕期不那么紧张，并从容地面对一群被迫接受不科学孕产文化熏陶的亲朋好友的过分关心。

大部分女人的一生中，会有一两次的怀孕经历。从怀孕前的准备、惊喜地知道怀孕一直到怀孕第 40 周。过程总是喜悦和担忧并存。

虽然很多人拥有高学历，也是自己领域里的佼佼者，但面对自己的身体，非常多的人一直都是不清楚、不了解的。面对老人的一些叮嘱和恐吓，再高学历的她们也只能选择"宁可信其有，不可信其无"。

刘老师是小学教师，我一路见证了她的怀孕到生产的全过程。

在孕期，我邀请她到我的孕产教练员培训班旁听，同时还邀请她参加孕妇音乐会，并邀请她加入孕妇瑜伽的队伍。

这些活动，她都非常积极地参加，并乐在其中。除此之外，孕期她自己还会坚持每天都散步上下班。

生完孩子第 50 天，她主动联系我说，自己的肚子收不进去，希望健身，于是我们帮她做了一个身体综合评估和骨盆底肌的评估：

她的体重超标并不多，只有 1.5 公斤，凸出的腹部看起来像怀孕 4 个月的样子，但腹直肌并没有分离。同时她含胸驼背比较严重；她

产后 90 天恢复少女身材

还告诉我，自己还有点儿腰酸背痛。

于是综合评估完后，我出了一份产后方案给她，并开始上课。

第一节课和第二节课，运动强度在 20% ~ 25%，快步走 10 分钟，然后帮她进行体态调整，帮助身体恢复中立位，靠墙做收腹控腹的训练，用 2 公斤的哑铃做侧平举增加手臂力量，避免抱孩子过分使用腰部的力量，最后帮她伸展身体的大肌肉群。

但是，第二节课后，她却通知我，暂时需要休息，家人担心她过早健身会导致子宫下垂。

可其实，我给她安排的课程里没有跑跳，也没有负重，只是简单的体态调整和骨盆底肌的恢复训练。这些并不会造成她的子宫下垂。

刘老师说了很无奈又真实的话，让我记忆深刻：

"我也看很多的书，并且查找资料，自己也有判断能力，但是毕竟怀孕和生孩子是女人一生中实践机会很少又短暂的。因为老人说的那些不好好坐月子的案例，听起来很可怕。想想坐月子只是 1 ~ 2 个月而已。宁可信其有，不可信其无。毕竟是老人的生活经验，也好过将来有问题时的后悔。"

刘老师是许多高学历女性的代表，但在面对孕产期问题时，仍然选择听信老一辈们的说法。

这并不是说所有传统坐月子的方法都不值得借鉴，而是很多人在面对价值观冲突时，会选择最容易也最安全的妥协。这是典型的"身体在现代，脑子却在古代"。

思辨应该是现代人最重要的能力之一。

我更希望像刘老师这样的高学历、高知女性，在面对孕产问题时，能够运用自己在知识领域的学习能力，分析和辨别最适合自己的待孕、备孕、孕期和产后恢复的方式。在遇到他人质疑时，能够用科学的生理知识、孕产知识捍卫自己身体的主权。

是时候应该让脑子随身体一起，享受现代科学的福利了！

陪伴你一生的身体，
可你却一点儿也不了解它

这些年，我去了很多城市，进行孕产的咨询、授课、培训。去过很多健身机构，包括河南康佰嘉、重庆海悦荟、力美健等等，发现一个很有趣的问题：95%的人不了解自己的身体。

我们每天依赖着自己的身体做很多事情。从出生到老，它从迷你版到成长为强大的你；性感迷人的身材，随着时间的推移，松弛变形。

不管它如何改变，总之从出生到现在直至将来，它都被动地承受着你给它的一切，永远陪伴着我们。

可就是这样一副生动的身体，又有多少人用心地照顾过它呢？

在我们进行任何运动前，教练和你自己首先要了解你的身体，这是很重要的事情。

但是很多人却只关心我要什么，而不是我有什么；她们总是告诉我，想要变成什么样子，想要在很快、很短的时间内减多少体重。不了解自己这个正要改变的身体，就盲目地进行。

这在我看来，就像没有做土地勘察，没有做设计图直接修建一座房子一样，盲目且无效。

不了解身体就盲目地想减肥，达不到预期的效果还会失去信心，既辛苦了自己也为难了你的健身教练。

我是一名健身教练，一名从事孕产健身工作的教练。我花了18年时间在做健身，也花了11年学习、实践并研究备孕和孕期产后女人的身体。

这是我人生中很有意思的一段经历，它让我从另外一个角度看待和对待自己的身体。

也许你花了很多时间打游戏，逛淘宝，坐在原地发呆。也许你花了很多钱买一个动物的皮做的包包，然后每天拿着包包装着你的手机、钱和化妆品，但你却从来没有每天花 5 分钟了解自己的身体。

你有没有试过，每天为自己的身体空出时间，休息和感知自己身体的现状和变化？

对你的身体，你有多关心它，多重视它，花了多长时间照顾它、善待它，它就会呈现什么样的结果。

就像孩子学习一样，上课有没有听课，作业和考试就能体现出来；就像我们做事业一样，你在这件事情上投入多少时间、多少精力、多少资金，结果肯定不同。

在你的身体健康上，也是一样的，你的体重为何一直增加不减少，你的腰围为何一直在上涨没有减少？你可能失眠，你也许稍微运动一下就头晕；你发现自己的胸不但下垂还成"八"字形，你发现自己的肚子比胸还凸出；你发现颈椎、肩膀、腰椎越来越难受。

你付出努力的多少，决定了你的身体是难受，还是健康。

今天就开始，点餐的时候，选择吃健康的食品，将躺在沙发里的时间，改去运动，去出汗，去早睡，去晨练。坚持 1 周，坚持 1 个月，坚持 3 个月，你会发现，你的工作效率越来越高，你的笑容越来越好，你的身体越来越轻，你的肩颈腰背越来越灵活，你的睡眠也越来越好。

当然我希望吃健康的食物和出汗运动、早睡早起能成为我们坚持的好习惯，而不是看到有好的效果就停止了。

要知道，今天吃了早餐，明天不吃就会饿，而身体也一样。想要健康和自信的身体就需要坚持关心它，照顾它。

如果过去你一点儿都不重视你的身体，不用压力大。重视自己的身体，什么时候都不晚。不是每一个人都懂得如何运动，都懂得如何养好自己的身体。

你试过全裸着，
欣赏自己的身体吗？

　　你有欣赏自己身体的习惯吗？是很认真地像欣赏一件艺术作品，还是洗澡换衣服的时候，随便看一眼，就恨不得马上穿上衣服，不敢面对呢？

　　可能你会觉得很不可思议，哪有人会这么欣赏自己的肉体呢。没关系，如果你还没有这样做过，看完我的书，你可以在一个温度很舒服的时间，尝试一下：

　　把自己脱光了，从头到脚，从前到后，仔细地看一次自己的身体。

　　我经常这样做，我老公总是取笑我太自恋了。其实不是，我发现这是一件很有趣的事情，早上睡醒了或者晚上睡觉前洗完澡，把睡衣脱掉，在卧室里，一丝不挂地站在镜子面前，然后盯着镜子里的身体，前看看后看看。随后大脑会告诉我，该如何对它，是要休息了，还是要锻炼？是要进行体态训练，加强有氧训练，还是需要力量训练？是要多吃一点儿蔬菜水果了，还是需要增加蛋白质？

　　不管你的身体是矮的，还是高的；不管你的身体是胖的还是曲线有型的；不管是松垮的，还是紧致性感的，我们都先去接受现在的它，它就是你的，就是每天形影不离陪伴你的。

　　了解自己的身体之后，就知道为什么规律的运动＋健康食物＋好的睡眠，会对我们的身体产生一系列的化学反应了。就不会再说，凭什么伸伸手、动动胳膊、跑跑步，身体就会发生那么大的改变。

　　我们身体各个部分之间是紧密联系的，大脑会对身体其他器官的活动进行评估，做出反应。

　　我们感到口渴的时候，代表身体缺水了；当你觉得饿的时候，所有的食物闻起来都是那么香，你的胃就会分泌胃酸；当你喝水过多的时候，你就会增加排尿的次数。

神经系统是大脑和人体各脏器之间沟通的桥梁，大脑通过这个系统收集外界的各种信息，指挥身体的各项工作。

淋巴系统是一个防卫系统，负责侦查各种疾病的入侵，也负责指挥白细胞到每一个需要的部位。

血管是身体能量供应系统和废物清理系统输送的信道。

经络就是我们身体的网络系统，不但可以传递信息，还可以运送物质。我们人体的每一个部分，甚至每一个细胞，都不断地进行新陈代谢，会不停地排出废物，经络系统则不断地进行废物的运输。

细胞是身体的最底层组织，每一个细胞都会独立地吸收营养和排泄垃圾，细胞中排出来的垃圾随着体液的流动，经过微血管回到静脉，再经肝和肾的过滤排出体外。

如果其中任何一个环节出现问题，就会造成体内垃圾无法排泄，因而堆在细胞和细胞之间的间隙。初期分量不多，垃圾会悬浮在组织液中，随着时间的推移，垃圾会越来越多，整个身体的重量和体形越来越大，这些颗粒原来呈液体状，后来慢慢地形成固体。而这个时候最先受影响的是心脏。通过运动，可以帮助各系统维持更好的运作。

不如今天，从洗澡时全裸地仔细观察自己开始？

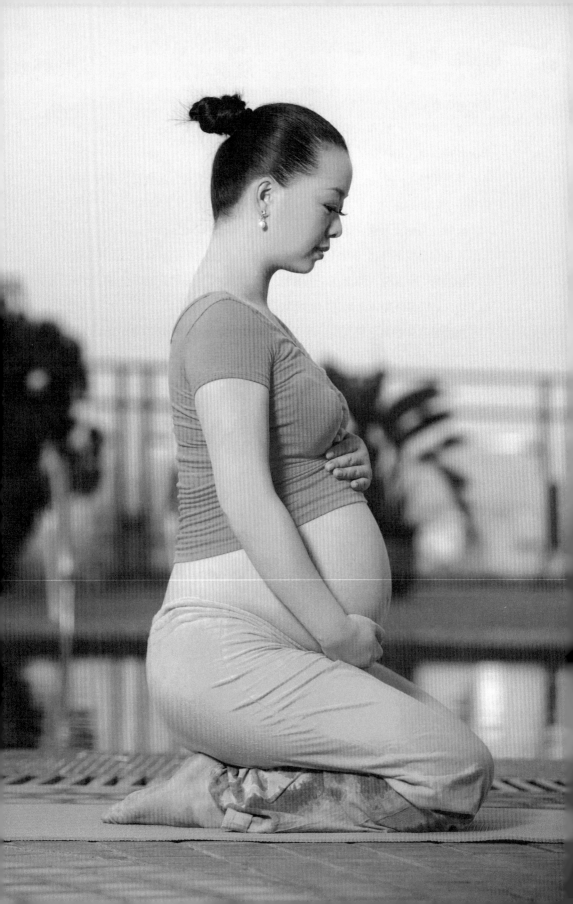

第 **3** 章

怀孕期间
可以健身吗？

孕期健身，
是明星的专利吗？

2016 年，过完年，就有很多媒体和电台找我，这或许源于明星姚晨在微博上发布的健身内容，引起了全民关于孕期健身的话题讨论。

我在 2009 年怀老大睿睿的时候，广东电视台体育频道和福光影音发展有限公司就找我录制了孕期健身的教学片，只是像我们普通老百姓，虽然有一技之长，可再怎么推广，也不如明星们的一个微博来得效应快。

我记得那几个月各大新闻都是明星姚晨孕期健身的震撼照片，震撼了半个中国的女人们。

在孕期产检的时候，医生也建议孕妇适当地运动，这样更有利于胎儿和准妈妈的健康。

看着明星们孕期依然美丽动人，很多"准妈妈"开始怀疑是否还要继续在家里躺着，保持衣来伸手、饭来张口的姿态了。

但还是会有很多孕妈妈认为：我不是明星呀，怎么能跟她们比？

可我就不明白了，我们为什么都要比明星慢一拍，比明星差，才觉得正常呢？

情情是我在康佰嘉认识的会员。已经是 3 个孩子的妈妈，也是我非常欣赏和学习的榜样，在我看来她比很多明星还传奇。

高中毕业就结婚，大学 4 年生了 3 个娃。

这样的女子，叛逆、任性、胆大妄为？

情情 2 岁开始被送到全托，被迫接受独立。13 岁离开父母，前往美国求学。用一年的时间，克服语言障碍，成绩名列全年级前五名。21 岁大学毕业。22 岁考取房产经纪执照、国际健身私人教练执照。23 岁考取研究生。同时攻读金融分析、MBA，双学位毕业，获得 CFA 证。

通过健身，她的体重从产后 80 公斤降到 52.5 公斤。

她，怀孕、哺乳、带娃、学习、兼职，一切都是反常人的思维和生活。当你在手机刷屏的时候，她在为孩子讲睡前故事；当你在和男友吵架拌嘴的时候，她和先生相互陪伴工作到凌晨；当你在等待父母每月给你生活费的时候，她早早就扛起了赡养父母的义务和责任；不想被别人归为"留学废物"。

即使是生完宝宝两周，处于发烧状态，她也咬牙坚持期中考试。因大学期间怀孕，每天顶着肚子在校园，忍受着背后的议论和嘲讽的眼神，大学四年过着常人无法想象的生活，她坚持按自己的意愿活；坚持不因别人的嘲讽而改变自己；也坚持和先生在异国他乡，同甘共苦面对所有的一切。不离、不弃、不抱怨！既然牵手就不放手。

试问这样的经历，这样的内心煎熬，有多少人能做到？事后再怎么轻描淡写地说出这些经历，也掩盖不了那段辛苦又难忘的日子。

健身在朋友圈的晒图看起来很容易，但是能像情情一样坚持的不多。

情情有健身的念头，是在生完第一胎后。她在镜子里看到自己变形的身材，不再像以前那样苗条。一开始情情认为，辛苦一段时间，瘦下来就不打算再去健身了。有些事情一旦爱上了，就会成为一种习惯。

即使是在孕期，也没停止健身，成功必然离不开努力，想要活成自己喜欢的样子，就去努力吧！

撸铁、拳击、空中瑜伽、跑步，情情活成了自己想要的样子。

"生活和健身都要有一种坚定的态度。"情情说。

情情的骨子里，有着一种不服输的天性，她说："要做就要做到最好。"健身让她懂得：没有侥幸，没有敷衍，所有的付出和是否形式化，都将在她的体形中展现出来。

"是的，在健身的路上，离不开专业的指导和鼓励。"

情情很庆幸，一开始接触健身时，就由我担任她的教练，在我的指导下，她产后 3 个月就恢复到孕前的身材。

"家人对我的鼓励和支持是我坚持的理由。"情情说。

都说看一个女人的脸和身材就能看到一个女人是否选对了男人。事实证明，情情的选择是对的。自从有了孩子，情情就过上了不定期往返于美国和中国的生活，而先生总是想方设法地把行李和孩子揽在自己一个人的身上，而不舍得让情情太累。完全验证了"我负责赚钱带娃，你负责貌美如花"。"一拖三"的旅行已经是她先生的旅行标配。

优秀的人除了可以改变自己，还能影响身边很多的人。她在改变自己的同时，也影响了只爱美食不爱运动的先生和他的家人。

她的表妹和 10 岁的小侄女，在她的影响下，也报了健身私教。

身边的朋友受情情的影响，开始通过健身塑造更好的自己。

两个人在一起最好的方式，就是让彼此变得更好。

爱情的保鲜剂是不因对方的爱而胡搅蛮缠，也不因对方的付出而理所当然，婚姻的保鲜剂不是婚后的不顾形象，不是产后的身材变形，不是有娃就选择待业，而是事业的成就感。不因先生有多少身家而放弃追求自己的事业；不因父母有多少财产而放弃实现自我价值的机会；不因有 3 个孩子就找借口放弃职场的挑战和精彩。

不要以带孩子为名而放弃自己的梦想！若干年后，孩子希望拥有的，是一个有梦想、可以紧跟时代的时尚魅力妈妈，而不是一个只会扫地做饭的妈妈。一个没有梦想的妈妈带不出来优质的孩子，母亲不是保姆，更多的是榜样！

每个看起来让人羡慕的背后，有着常人不可逾越的隐忍和坚守。

在我看来，她比明星更传奇。

孕期健身伤了我的孙子，
你负责吗？

    琪琪是我的会员，她长得有点儿像林黛玉，头发、脸型、面部轮廓，一样的温婉可人。她刚开始怀孕就给我发微信，因为平时就经常和男朋友拌嘴，而且又是奉子逼婚，再加上孕吐吃不下东西，所以一直心情不是很好。从那段时间琪琪频繁发给我的微信内容来看，我判断琪琪有一点儿孕期抑郁和焦躁。

    "90后"的她，家住我附近，经常在朋友圈看到我发一些孕妇会员健身的信息。琪琪很想来健身。她也在网上了解到孕期适当的锻炼不仅有助于增强"准妈妈"的身体素质，控制身体的线条，也有助于顺利地产下宝宝。

    第一次过来的时候，琪琪刚怀孕10周。因为是第一胎，而且她的体质比较弱，所以，我们的孕产教练卫星就让她先回去，等胚胎稳定了，15周再过来做孕期健身的身体评估，之后再运动。

    好不容易等到15周，琪琪发微信给我，希望能马上运动。根据评估结果，我们为琪琪安排的课程为每次30～45分钟。

    第一阶段：5～10分钟的慢走和快走交替，进行心肺功能练习，促进血液循环和新陈代谢，减少怀孕期因需氧量增加产生的疲倦感。

    第二阶段：15～20分钟的课程，主要以四肢、背部和胸部的抗阻力训练，帮助她保持体重和增加关节的稳定性。

    最后，每节课安排10～20分钟的肩颈腰背的瑜伽拉伸练习，帮助她缓解孕期肩颈肌肉紧张导致的三叉神经紧张引起的焦躁现象。

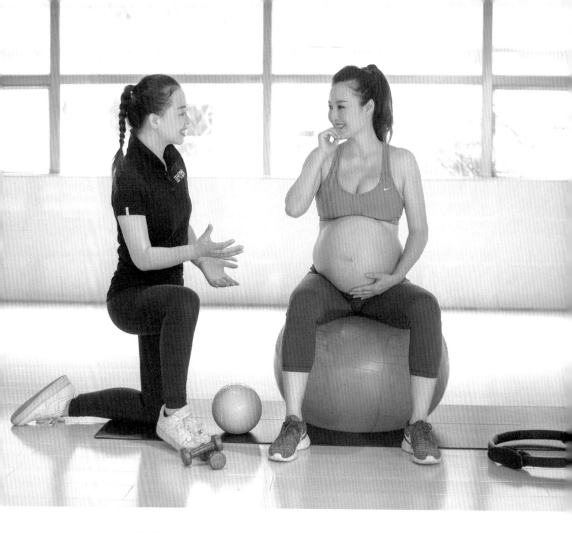

上了 2 周的课程，明显感到琪琪的精神好了很多，情绪好了，笑容也多了。琪琪跟我们分享，之前她总是一个晚上要醒来几次，弄得先生也睡不好觉，现在她的睡眠质量得到了提升。

第 3 周她迫不及待地发了一组孕期健身的照片到朋友圈之后，被婆婆和妈妈同时施加"健身会导致流产"的压力，之后只能偷偷地过来健身了。

大约是第 6 节课的时候，那天下午琪琪正在上课，她妈妈来了，她妈妈是一位准备退休的银行高管。

看到琪琪做的运动也不是什么剧烈的运动，都是拉伸和局部肌肉力量的练习，琪琪妈妈并没有发怒。

但是，下课后，她拿出提前准备好的协议，让我们的教练签字。

大概内容是"如孕期健身出现任何不适和流产的情况，将由健身房
和教练全权负责"。

　　一番交谈之后，琪琪觉得很为难，那天之后就不得不中断了孕
期健身的课程。

我非常理解琪琪妈妈害怕她孕期健身会导致流产的心情。

　　但是实际上，只要有专业的、负责任的、细心的教练指导练习，就很少会
因为孕期适当的锻炼而流产的。

　　当然，我们孕期健身的从业人员，自身的专业知识和安全意识是给孕妇和
家人们最好的"平安符"。

孕期说"忙"，不给上课的教练，都是在规避风险

目前在国内，很多持有孕产私人教练资格证书的教练不愿意给怀孕的会员上课，而是等到产后恢复才开始，某种程度上是因为害怕，因为在大部分中国人的认知中，孕妇运动是件极度危险的事情，教练们也害怕孕妇的家人上门"砸场子"。

但是，现在的健身做得越来越精细和专业化了。

上课之前，我会通过沟通了解孕妇的身体状况，以保证孕妇的安全，同时我也需要为自己的职业生涯规避不必要的风险。

特别是第一胎的孕妇，第一件事是帮助她们做身体评估、风险评估和运动能力评估。

第一、孕妇有没有自然流产的历史。

第二、有没有宫寒的现象。

第三、有没有宫外孕的现象。

第四、孕前有没有健身的经历。

第五、孕期有没有不能健身的症状。

这些都非常重要，如果对方在沟通上有所保留，那么我是不接这个会员的。

当然，如果是备孕期就跟着我训练的学员，我对她们的身体较为熟悉和了解，主动提出通过健身来帮助她们愉快地度过孕期生活。

女性的孕产期分为不同的阶段，而不同的阶段所能接受的运动量、运动方

式也是不同的。

孕中期：4 ～ 7 个月

这个时期是怀孕的蜜月期，可以进行孕期健身，可以增强体力和肌肉张力，增强身体的平衡感，特别是有意识的体态调整，加强肩膀 / 背部 / 手臂 / 腿部 / 骨盆的肌肉，可以避免由于孕期体重增加和重心改变而导致的腰背部和大腿肌肉疼痛。

孕晚期：8 ～ 10 个月

这个时期，在课程安排上，我会侧重进行呼吸及伸展放松的练习，帮助促进血液循环能力，增强心肌收缩力，增加氧气的摄取量，促进新陈代谢。然后利用神经内分泌系统功能的增强，使消化液分泌增多，有利于孕晚期食物的消化、吸收和利用。

其实，随着健身的不断兴起，我们身边到处可以找到健身俱乐部和主题私教工作室，我一直都坚持专业的事情找专业的人做。

专业的私人教练，会根据你的身体状况，让你参与各种适合你的健身项目和动作。

另外健身也是一个拓展社交的渠道，能广泛地认识一些朋友，相互探讨孕期的感受和问题、产后的恢复和育儿。

丰富生活内容，提高生活品质，你会觉得漫漫十月过得快很多。

孕期健身问答

Q：孕期健身是否安全？

A：每个女性的身体素质都不同，所以因人而异，但是不建议自己盲目地去运动，建议找持有专业产前产后资格认证的教练为您上课。

Q：请不起私人教练，自己锻炼哪些运动比较适合？

A：可以散步或者选择不压到Baby，自己也觉得很舒适的瑜伽拉伸练习，可以放松肌肉，舒缓疲劳；如果有游泳池，水质也不错，那么游泳也是非常好的选择，但是目前很多游泳池水质有待提高，所以不作为主要推荐项目。

Q：为什么减肥要运动＋控制饮食？

A：因为我们必须靠运动燃烧脂肪，增加热量消耗，再通过控制低热量的饮食减少热量的摄入，形成热量"负平衡"才能燃烧身上原本的脂肪。但是控制饮食不代表拼命地节食挨饿。适当地降低每天的热量摄入，特别是减少晚餐的热量，有吃夜宵习惯的，在吃夜宵时间找一些事情做，让自己充实一点儿，或者早睡以降低身体对热量的需求，再养成规律的运动习惯来促进基础代谢，减肥效果才会又好又不容易反弹。

Q：孕期健身有哪些好处？

A：1. 骨骼方面。可以通过体态训练的课程促进好的身体姿态，保持肌肉力量和线条，防止或帮助减少腰背痛，保持或促进骨盆底肌肉的完整和恢复。

2. 心肺方面。可以提高心肺储备，减少高血压的危险。

3. 激素方面。降低妊娠期间糖尿病的危险。

4. 分娩方面。有可能帮助顺产，缩短分娩时间，加快产后恢复。

5.其他方面。防止孕期体重过重，帮助减少和降低产后抑郁，增进孕期睡眠，帮助消化，减少便秘。

Q：孕期避免做哪些运动？

A：孕期健身，最重要的不是能不能运动，而是看你选择了什么样的健身种类？你每次运动了多长时间？你每周运动的频率是几次？然后你的运动强度在什么状态。基本上孕期健身我不建议大家讲究运动强度，所有跑的、跳的、俯卧的、仰卧的、骑马、球类的、搏击类的、滑雪的高冲击的运动全部不建议做。

Q：孕期健身有什么讲究？

A：孕期女性除了刚刚说的放松拉伸，还可以在专业教练的指导下进行背部以及四肢的轻重量抗阻力训练，当然骨盆底肌肉训练也非常重要。孕期健身，建议每周 2 ～ 3 次，每次时间在 30 分钟左右，练习期间每练习 10 ～ 15 分钟休息一下，而且注意在运动前后及时补充水分。

Q：孕期健身需要注意哪些问题？

A：1. 要有规律。有规律的锻炼才能逐步巩固和提高身体健康状态，切忌三天打鱼两天晒网。

2. 要小强度。对于孕妈而言，当下的身体状态不适合大强度的锻炼，选择偏小的锻炼强度最为适宜。运动时也要时刻关注自己的体能状况，如出现不适，就应立即停下，重新审视自己的运动量。

3. 要震动小。这一点对怀孕初期的妈妈们尤为重要，怀孕 1 ～ 3 个月，胎盘尚未完全形成，宝宝和妈妈的连接还不稳定，这时候比较容易发生流产，这个阶段的孕妇应该注意休息，避免剧烈的运动，但不是说这个阶段的孕妇就不能动。相反，适当的运动对孕妇和胎儿都是有好处的。只是要避免身体的过多震动。

4. 要注意适当的温度和新鲜空气。天气适宜的情况下当然首选早上 7 ～ 9 点户外散步，阳光和新鲜的空气是大自然最好的馈赠。风雨天、大暑天、雾霾天可选择室内的锻炼方式。雾霾天的运动，一定要在室内进行，尽量少地接触混浊的空气。

Q：如何选择专业的孕产教练？

A：作为一名女性健身教练，我的观点是：无论你是第几次怀孕，建议在运动健身之前，都要先咨询医生，身体是否可以适当地做一些运动，同时请持有产前产后资格证书的专业教练做一个筛选和评估。但是，行业内有部分人是参加了几天继续教育培训班，拿了一个证书就开始上岗的，她们是对孕妇的身体和心理都还没有完全掌握的"小白"教练，在我看来就像一个刚拿了驾驶证就开大巴车的司机一样，一不留神就会人命关天。

那么应该如何选择孕产教练呢？首先，看她的证书是否是正规培训机构颁发的，她接受培训之后，有没有实际带学员的经验。然后了解这位教练除了孕产证书，是否有其他的培训资格证书，都是什么时间考取的，以了解这位教练的资历以及是否是一位爱学习的教练，以便了解她的综合能力。

Q：去哪里找专业的产前产后私人教练？

A：这是一个好问题，我喜欢。作为中国香港IPTFA驻内地的私人教练产前产后资格认证的培训师，说老实话，过去我们在孕产教练招生上是比较吃力的。因为，健身行业从业者，男教练居多，而他们大部分擅长和喜欢增肌减脂类的运动。加上会员这方面的需求量，女教练们为了完成每个月的绩效考核，也会去学习一些比较多人选择的课程进修和继续教学。

截至2016年7月，我们体能资格认证的教练比产前产后资格认证的教练多了91%。"北上广"很多健身房的私人教练不少，但是拥有针对"产前产后专业认证"的教练的确不多。更别说其他地方了。我记得2006年雅培赞助我学习产前产后课程的时候，请了权威的有经验的孕产老师给我们上课。当时，整个培训全国只有10名左右的教练参加。

目前国内的健身房越来越重视教练的专业水平了，在我们香港IPTFA的孕产培训班结束后，学生会接受严格的理论＋实践的考试，没有通过考试的学生，将需要再次复读补考，才能拿到孕产教练资格证书。所以我推荐大家在选择教练的时候，可以让对方出示产前产后教练资格证书，以保障自己的科学安全的有效的训练。

Q：作为研究女性健身十几年的教练，还有什么想跟大家分享和叮嘱的吗？

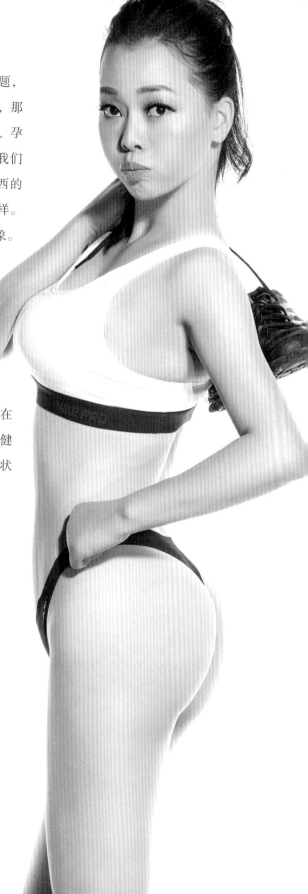

A：如果孕期产检没有什么问题，而你的医生也建议你适当地活动，那么就去健身吧，因为备孕期健身、孕期健身和产后恢复真的很重要。我们生活在空调房里吃着冰箱里的东西的时代，身体素质跟以前完全不一样。很多女性都有亚健康和宫寒的现象。孕前／孕期／产后健身不仅可以保持良好的身材，也可以让我们增强体能、调理气血。胎儿的营养是由母体内血液通过脐带输送的，如果母体体质不好，就等于让宝宝在母体里就输在了起跑线上。当然健康还需要根据你个人的孕期健康状况和体质来进行。

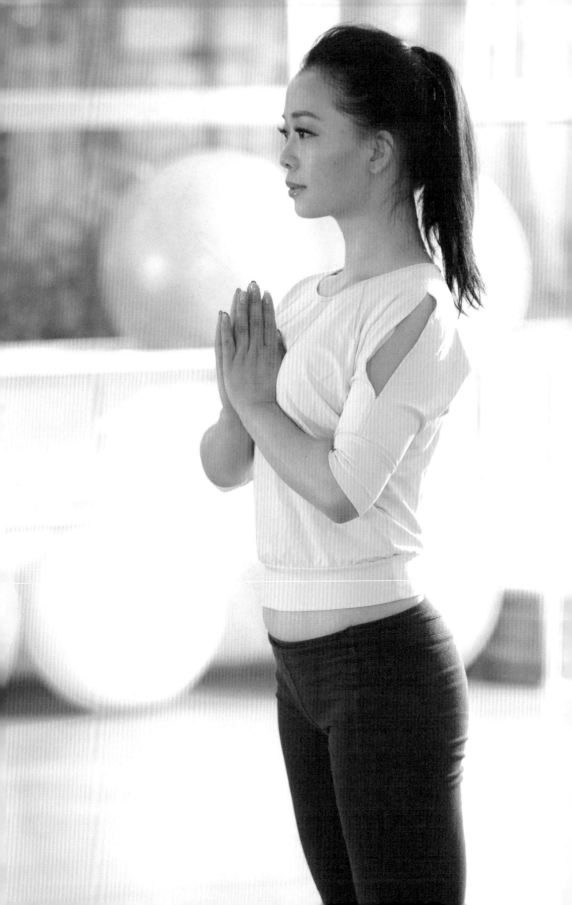

第 章

为什么你
总不能
成功减肥？

我们为自己一身肥肉
找借口的能力，超乎想象

这世上的谎言分为两种：善意和恶意。

为自己的肥肉所撒的谎却处在两者之间，既是安慰自己的，又是把自己往堕落深渊推的。

你做梦的时候，总有人在努力。

YOYO是我的前同事，我在教练部，她在行政部。我认识她的时候，她体重83.5公斤，配上158厘米的个头，看起来像是一个小墩子。在做同事期间，我见过她不吃饭，少吃饭，见过她只吃黄瓜，总而言之，就是没有见过她瘦下来。

我以为她一直只是说说而已，毕竟83.5公斤，减肥可不仅是饿两天、跑跑步就能解决的。两年之后听说她瘦下来了，只有60公斤，我特别惊讶。虽然相较于158厘米的身高来说还是略微偏胖，但是对于83.5公斤来说已经是很大的进步了。网上看到她瘦下来之后的照片，果然眉清目秀。

又过了一段时间，她瘦到了54公斤，减肥的动力就是狗血的爱情。YOYO喜欢上了教练部一个男同事，为了能跟身材线条好的男教练在一起，她开始了减肥的血战。

半年时间，每天中午别人吃饭，她在跑步机上跑步；别人聚餐，她走着回家；别人开会，她站着听讲；别人做好大餐，她一眼不看想着心上人。就连举家团圆、看春晚的那个夜晚，她在微博上发出来的也是她在自己家小区跑步的情形：八大圈。

故事的结果就是，YOYO 成功地跟男神在一起了。在男神的影响下，她还考取了健身教练证，后来两个人创业开了一个私教工作室。

每当有人问起怎么减肥、怎么瘦腿、怎么减腰？自己没时间、没动力、没力气，怎么减肥更快，更好不反弹？我便想起了她，其实很简单，只要你真心地想做一件事情，这些借口就连你自己也会觉得是搪塞的理由。

在知乎上看到过这样一个问题：你见过最不求上进的人是什么样子？点赞第一的是"我见过最不求上进的人，他们为现状焦虑，又没有毅力决心去改变自己"。

3 分钟热度，时常憎恶自己的不争气，坚持最多的事情就是坚持不下来，终日混迹社交网络，微博首页转发的都是"两周减掉小肚腩的 9 个动作""坚持跑步一个月所带来的改变""跑步时适合听的 100 首歌曲"这样的文章。但是转发就是转发，结局就是石沉大海。

每次减肥的时候心理的活动就是这样的：

"我要减肥，21 天养成一个习惯。"

"我要坚持打卡，我一定可以完成的。"

"前一周都在努力锻炼了，今天就跟着他们吃一个冰淇淋吧。"

"两个星期了还不见效果，算了吧。"

"我之前这么努力，稍微吃一点儿不碍事的。"

"可能是方法不对，我再换个别的方法。"

"今天太累了，这样身体会吃不消的。"

"今天公休，我应该给自己放个假"……

诸如此类的理由，如果一一列举，估计可以出另一本书了，名字叫作《不健身的 N 个理由》，其实也是觉得可笑，心理学上的自我安慰运用到懒惰上来似乎是信手拈来。

我们的一个小助理，跟我分享过一个故事。

小助理在大三的时候在学校附近办了一张健身卡。每天只要没有课就会去，当时也没有什么要追的男生之类的理由作为动力，就

　　　　　　　第 4 章　为什么你总不能成功减肥？

是单纯觉得时间很空闲。

每天都老早就去健身房，节假日不回家也是，但是每次去的时候，总会有人已经沐浴好了收拾东西准备回去了。他们都是几点来的呢？

健身房每天早晨 9:00 开始，晚上 9:30 关门。

有一个周末，小助理 10:30 就到了健身房，发现健身房几乎没人。于是想自己去瑜伽房跟着手机做运动，推开瑜伽房门，发现有一个女生，满身大汗，已经练完准备做拉伸了。

原来，真正自律的人都是老早就来，老早结束锻炼的计划，唤醒一天的动力，然后开始一天的生活。

你以为自己够努力、够拼命，可是总有人比你还要努力、还要拼命，你以为自己对自己已经够残酷了，可是还是有人比你对自己更残酷。

华尔街证券交易所的工作开始时间其实是每天早晨的 5:00，而真正开盘时间是 8:00，就是这 3 个小时，有人就打一个电话的工夫就能够完成几个亿的交易，而就是因为你比别人多睡了 3 个小时，就只能成为贡献那几个亿的一分子了。

更何况我们还没开始努力呢？

我们之所以逃避是因为不想面对失败的结果，但是还没有开始尝试就开始想失败了会怎样，那就干脆别开始了。希望我们每个人都不做 3 分钟热度的人，开始之后就坚持下去，哪怕是一个小小的物质奖励，坚持下来所得到的结果一定会让我们焕然一新。

谁能轻松地拥有？
还不是靠自律和死撑

所有能被看到的轻而易举，背后都是不为人知的汗和泪，在这汗水和泪水交织的背后都是咬牙切齿的死撑和惊为天人的毅力。

有时候在想，为什么女人把化妆包看得那么重要，大概是因为那是她们在克服不完的困难和永远未知的挑战面前最后的支点，靠着一副妆点姣好的颜去跋涉前方朦胧的险，摘得想要的冠。

前几天约得一两好友，在自家院落花前准备谈谈心、聊聊天，顺便尝尝我最近刚学会的酸菜鱼。忙碌了一个下午，从备菜到蒸煮，我忙得不亦乐乎，然而这条满载着我一下午辛勤劳动成果的酸菜鱼在阿芳拒绝品尝的声音中黯然失色。

阿芳是一名女演员，我最要好的朋友之一，毫不客气地讲年前还在十八线左右晃悠，然而现如今档期满得赏脸光临我的小聚会成了莫大恩赐。

阿芳说她这么大的改变得益于现在的晚饭不会再见丁点儿荤腥，现在的她可以保持雷打不动48公斤的体重，因为这个体重基数下无论是上镜还是试装都可以达到最和谐的效果。

体重的稳定无疑是她事业蒸蒸日上的酵母粉，"长一斤则胖，减一斤则瘦"大概就是阿芳的真实写照。

我好奇她靠吃什么来维持基本的生命体征。"还不是每天按照营养师给的菜谱搭配着吃"，阿芳半含糊其辞、慢悠悠地说道，"控制体重啊，比生孩子还难。"

谁又能反驳她呢？毕竟这一桌朋友没有谁比阿芳更可以为自律这两个字代言，养成这种咬紧牙根的自律精神，美好的明天会向你张开温暖的怀抱。

做一棵郑板桥笔下的竹子我说就很好，咬定青山并且向石缝里仅存的养分挣扎着靠近，即使千磨万击、大雨滂沱，也要撑着一身的清高一任东西南北风。生而为人，也许本该如此。

杨姐是我见过的最独立、最好命的女人。

大学时代混得风生水起，认识她的人都知道她是老师最得力的助手，分配给她的任务每次都漂亮交卷，同学们自觉不自觉地都信她、服她。

社会上的门路也广，大一开始就自己打工挣吃穿用度，进了社会更是广交朋友、混得很开。在公司供职有想法、敢创新，获得了无数好评。

就是这样的一位女性，大家都说她能力很强、脑筋活络，但是又有谁知道无数个不眠不休的夜晚和被画烂了的设计图里有多少她的血泪，画累了冲杯咖啡继续画，思路不清晰了做20分钟仰卧起坐继续想，被为难得手足无措了，抱着洋娃娃大哭一场，第二天依旧化着精致的妆出现在甲方面前。

谁的心里不住着一个小宝宝？谁都怀念那个喊一喊妈妈就可以得到想要的玩具的童年。

但，谁又能回去呢？

你的路，需要你自己咬牙切齿地往前走；你的苦，埋在心里发发酵、撑过去就变成了甜。

悠悠尘世，有几个姑娘能像偶像剧里的傻白甜女主一样，眨眨眼皮就有排成长龙的追求者鞍前马后，拥有主角光环？

可怕的不是我们的普通和平庸，可怕的是明明普通还做着虚幻的梦，要知道，没有谁的成功背后没有被汗和血泪浸透的衬衫，那些懂得自律又死撑着腰杆的人运气往往极佳。

我不想活成任何人的教科书，我只想对得起我这一辈子，活出个样来对得起不愿意畏缩在任何困难炙烤下的志气，没有得来容易的皇冠，只有坚持之后的加冕，我想我们都一样，这一路喜悦彷徨但充满坚定和信仰，明天想要的坚强会如约而至，渴望的美好就在前方发光。

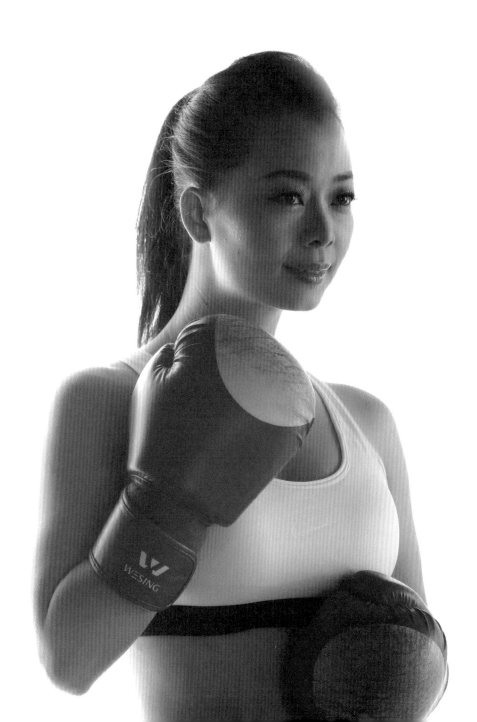

很抱歉，
你所知道的减肥方法都是错的

　　也许有些人会说，你们总说减肥，胖有什么不好，活着不就是享受美食、做自己爱做的事情吗？难道就一定要瘦才是美的标准吗？这对女人是欺压和打击。

　　但是胖不只是美丑的问题，还是健康的问题。有过肥胖的人士都有一个经验，如果不小心变胖，各种各样的疾病也开始缠着她们：高血压、失眠、呼吸困难、脂肪肝、尿酸高、痛风、胆结石、不孕等。

　　我的朋友小宋是一名摄影师，体重和体形还算标准，他的女朋友原本也是娇小玲珑，还算苗条。

　　但是谈恋爱不到3个月，因为到处吃、到处玩，短短几个月，从冬天到夏天，长袖变短袖，一下子我们都发现，这小子长胖了，居然胖了7公斤，肚子也长出来了，而他的女朋友小星星也胖了4公斤多，整个人看起来像水肿了一样。

　　身边人都说他们胖了很多，就连同一个小区看着小宋长大的大伯，在小宋跟他打招呼的时候居然没认出来。

　　我调侃他们，人家是谈恋爱后变瘦，你们却双双变胖了，看来爱情没有让你们冲昏了头脑，却滋润了你们一身的脂肪。

　　春节前准备拍婚纱照的两个人，问我该如何减肥，我告诉他们多运动运动，少胡吃海喝一点儿。

　　于是，小宋决定办张健身卡，开始减肥。

　　2个月后的中秋节，再见到他，他说整个人比之前精神了很多，工作效率也高了起来，但就是他身上的脂肪、体重和大肚子没有什么变化。

2个月才减了不到0.5公斤，晚餐几乎都没吃饭，只喝网红茶，吃一点儿饼干充充饥，以前喜欢吃厚皮比萨，现在也改吃薄皮比萨了。

按照健身顾问的建议，一周去两三次出了不少汗，每次去都把跑步机的速度调到10千米/时，跑10分钟，跑的最后呼吸困难、心脏受不了，再自己琢磨着练一下器械和仰卧起坐。

小宋女友表示，自己在乎的是体形，不是体重，更是害怕运动后的肌肉酸痛加之以前练哑铃减手臂，谁知道越减越粗。于是她也在美容院办了张SPA卡，买了塑身衣，开始不吃晚餐改喝酸奶，让自己的体形变得更好一点儿，穿上去是感觉肚子小了，臀部也翘起来了。可是一脱掉衣服，还是那样，体重也没什么变化。

听完他的抱怨，我毫不犹豫地打击了他们。

所谓方法不对，努力白费。在减肥这件事上，很多人减了一辈子肥都毫无效果，只因方法是错的，怪不得没效果。

第一，跑步是跑了，但是跑错了

跑得快，却耗时少。

虽然你每周跑了两三次，每次也大汗淋漓，但是跑得快通常考验的是瞬间冲刺的爆发力，练肌肉的功效较大，而且通常普通人无法保持这种速度半小时以上。所以每次跑完10分钟，就受不了。

下次可以尝试慢跑，因为慢跑时肌肉处于放松状态，容易持续半小时以上，而且因为不会累得半死不活也比较能长期坚持，这样才能起到促进新陈代谢的作用，帮助达到减肥和长期控制体重的目标。

第二，吃错了

冰红茶含有丰富的糖分，相对来说热量比较高。

薄皮比萨所含的热量和脂肪也是很高的，饼干在制作过程中为了口感添加了反式脂肪酸，这种反式脂肪酸在人体内的代谢很烦琐，很容易引起肥胖。

至于喝酸奶减肥，实际上是不切实际的，酸奶是发酵的东西，都是低脂、高糖的成分，这样吃更容易长胖。

第三，每天整体热量消耗没达到，又吸收了新的热量，那么就处于热量负平衡

要想减肥，热量的摄取量必须少于消耗量。每周去两次健身房做仰卧起坐，就想将肥肚子变为人人羡慕的腹肌，当然有点儿难度。

第四，穿塑身衣看起来瘦了，是因为紧身衣把脂肪勒得紧紧的

小宋女友小星星想要通过塑身衣达到拥有马甲线、翘臀的效果，那是不可能的。用外力加在她的身体上，让她的身形改变是有效的，古代裹小脚的女人和泰国长颈族都是用外力改变人们的外形，但是这样不利于身体的血液循环，所以穿塑身衣的效果只是短暂的。

第五，哑铃减手臂，手臂越来越粗

运动不会因为做哪里，哪里就瘦的。做哑铃训练，只是在增加了重量的基础上让肌肉负荷大一些，反复做弯曲和伸展以及侧平举的动作，也就是反复练肱三头肌、肱二头肌和三角肌。

局部肌肉只会燃烧一点儿热量，肌肉会紧致但不会变瘦。

对于刚开始健身的朋友，我建议大家以循序渐进的方式开展。

先从心肺功能开始练起，然后再进行轻重量、多次数的抗阻力训练，多加强全身的肌肉训练，比如肩部、背部、胸部、腿部。最后再做腹部训练。

增加敏捷性训练一定要记得最后进行伸展的练习，帮助放松肌肉和三叉神经，这样练下来整个身体的代谢能力增加，整体效果自然就好起来了。

减肥效果达到了，自信心有了，身体机能各方面更健康了，运动能力也会

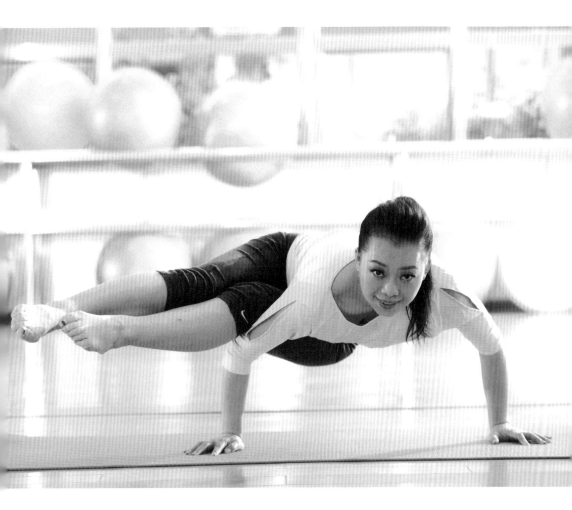

飙升。

而在减肥体重达标，肚子瘦下来之后，更重要的是，养成了规律运动的习惯。

这就像我们的肚子，今天吃了一顿超级丰盛的早餐，营养很高，饱腹感也很强，但是不能管一辈子，第二天、第三天……以后的每一天还得吃早餐。

想拥有健康和完美的身材，跟吃饭、睡觉、休息一样，是我们生活中不能缺少又要持续去做的事情。

持续进行适当的运动和保持饮食均衡，这听起来很简单，但并非人人都能做到，早睡早起这件事我们儿时都是这样做的，但是长大了却很难做到了。

所有的减肥都是和"吃＋睡＋运动"分不开的，我们处于一个衣食无忧、食物随处可得的时代，美食随处可见，但是运动却越来越少，以至于身边肥胖的朋友越来越多。

"少吃一点儿，多动一点儿，早睡一会儿。"

只要你的屁股离开沙发，站起来；只要戒掉宵夜，让肠胃的负担减压；动起来，就算方法不一定全对，至少也收获了一身大汗淋漓的快感，你的身体基础代谢提高了，坚持下去，健康的好身材就会指日可待。

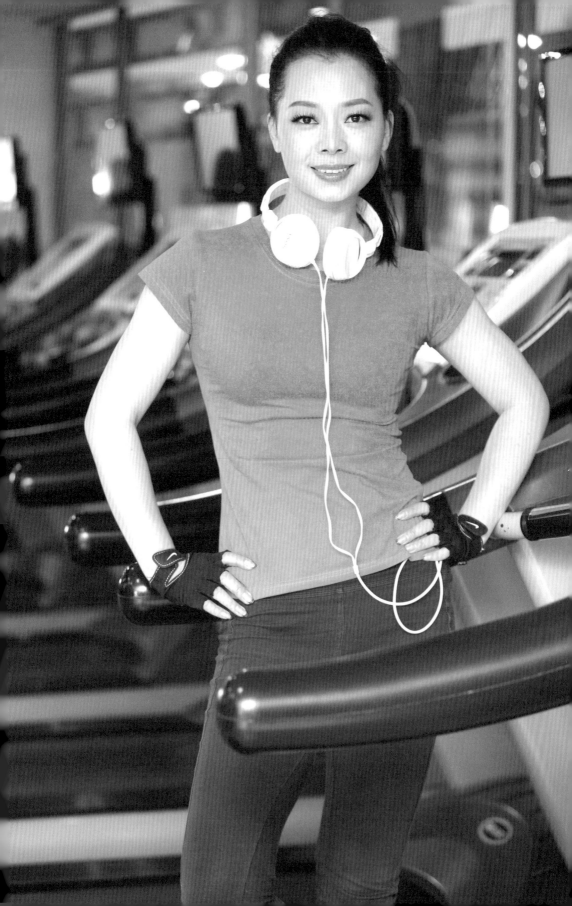

你不是没时间，
而是没管理好时间

好友问我，为什么同样是女孩子，有的女生看起来落落大方、有气质，就连安静地坐在那儿喝咖啡都能让同性着迷。

我说："腹有诗书气自华。"

"可是我每天上班这么忙，下班回家了还要照顾老公和孩子，哪有时间看书啊？更别提培养养插花、书画这些兴趣了。"

前些日子清清觉着自己胖了，想报班学瑜伽，寻觅了一圈好友，得到的统一回复都是"我没时间"。清清赌气地怼了回去："你把时间都给了工作和家庭，不留一点儿时间打理你自己，恐怕迟早要变成老太婆。"那些有老公、孩子的上班族便纷纷嘲笑清清这只单身狗，直说清清不懂结婚后柴米油盐酱醋茶的忙碌。

在清清看来，朝九晚五的工作真的很忙吗？把老公、孩子放在第一位而委屈自己真的好吗？作为一个做事喜欢井井有条的天秤座，她绝不允许自己的人生只胡乱充斥着柴米油盐而毫无留给自己成长与修行的时间。

"女为悦己者容"，无论我们是白领还是孩子他妈，做一个精致优雅的女人都应该是我们毕生的修行。

我结婚之后，做了管理，创业之后也会经常忙到没有时间打理自己，所以我是非常理解她们的。

因为自己偶尔也忙到身材发生了改变，后来在健身房里面走着，被参观的人用来攻击我们的健身顾问："既然健身那么好，你们总经理怎么看起来也不是很瘦呀？"只有受到打击之后，人们才会奋发图强。我就是典型的这种类型，这句话虽然很伤人，但是却变成了时时刻刻监督我抓住每一个碎片时间做运动，让自己可以有足够勇气和自信站在一堆身材无敌教练堆里的警示语。

很多时候，我们只看到了别人的光辉，没看到光辉背后的分秒必争。

阿梅是我见过活得最优雅的女人。22岁从名牌大学毕业，金融系头号学霸，直接进入世界五百强企业，顺风顺水。但渐渐地，阿梅发现自己越来越没有成就感，公司里"985/211"毕业的新人就跟菜市场的大白菜，一抓一大把。自己做的文案虽然常常能得到老板一句"做得不错"的表扬，却从未用过，总有太多人比她优秀，她每天还要面对无数的加班与工作，无力感仿佛要把她吞噬，她感觉自己和普通白领没什么两样。

可是阿梅要强，就算每天加班到晚上10:00，回到家她也会立马洗漱睡觉，保证充足的睡眠，每天早上5:00就起床，在地铁上看书，比别人更早到公司，提前把开会资料准备好；午休的时候会抽40分钟看新闻或金融期刊，了解时事热点；周末还报了班，攻读在职研究生，上完课就去健身房，时刻保证自己能穿得下那套S码的OL套装。两年时间，读完了研究生，还利用所有不加班的时间和节假日，学了舞蹈、品酒和钢琴，在公司年会上能歌善舞，大放光彩。曼妙的身材、丰富的学识、独到的远见、多才多艺又气质大方，深得老总喜爱，自然而然升职加薪。

逐渐在工作上找到自信与成就感的阿梅没有得意忘形，升为主管又嫁做他人妇的阿梅，休产假的时候还钻研家居与厨艺，保持阅读与健身的好习惯，进得厨房入得厅堂，家里家外的角色切换自如。

去阿梅家做客，一进门，鹅黄色主色调，布艺的沙发，饭桌上、客厅里都摆着自己做的插花，阳台还开辟了一个花园，绿意盈盈，一家三口其乐融融，这些都出自阿梅一人之手，饭后阿梅还会在客厅一隅的钢琴上为我们弹奏一曲，好不满足。

爱情事业双丰收，这都得益于阿梅对自我时间的有效管理，把所有空闲时间利用、发挥到最大化。

同样是结了婚晋级为宝妈的阿清，孩子周岁酒的时候我们去看她，胖得不像话，产后身材严重走形。文学系出身，原先那么一个温婉恬静的女子，现在被家庭琐事弄得就像个泼妇，坐月子时常因鸡毛蒜皮的小事与婆婆争吵，如今粗言粗语，再不见什么诗词歌赋的影子。休完产假后回公司上班的阿清，完全不能进入工作状态，生活变得一团糟。

我相信，像阿清这样有了孩子之后每天忙得焦头烂额又无暇顾及自己成长和身材的女人，不在少数。很可能，现在的你正左手抱着孩子喂着奶，右手还在刷着手机。

我们来算一笔账，以孩子未满 1 岁正在休产假的你为例，白天孩子每天睡着的三四个小时，保姆或者婆婆帮你带孩子的 1 ~ 3 小时，保守计算，在家带孩子的你每天就能空出 4 小时的时间。4 小时可以做什么？你可以和孩子一起补个觉，修复产后皮肤；也可以慢跑或做瑜伽 1 小时，恢复身材，还可以看看公司近来的工作资料或者和你的同事打个电话，沟通一下业务，不让事业因休假而落后；再者，"赋闲在家"的你还能重拾琴棋书画的爱好，练上 1 小时的琴，写上 1 小时的毛笔字，看看书，修身养性，十分有助于产后抑郁的调整。

4 小时，细细想来，你能干的事情实在太多了，不要再说自己没有时间。孩子大了送去幼儿园或者交由孩子的爷爷奶奶照顾，减轻家庭负担的你更能多出一些时间，甚至可以出去旅游一趟，去看看你心心念念的雪山。

女性生来细心，只要统筹规划、因地制宜地做一个时间安排表，管理好自己的时间，无论是忙碌的白领或者孩子他妈，都可以做很多想做的事情，实现没完成的梦。

嘴动不如行动，时间就是金钱，管理好你的时间就等于从地上捡钱花，何乐而不为呢？

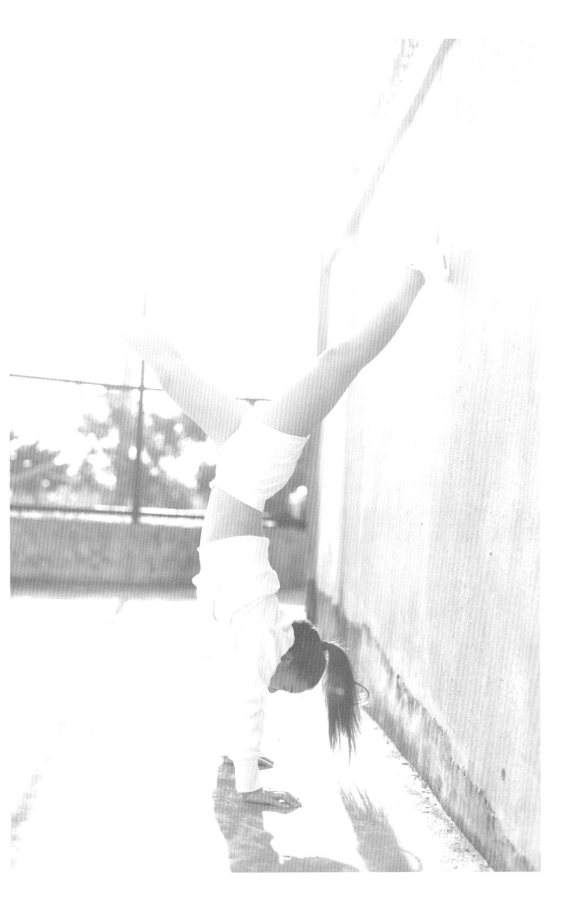

思想上的巨人，
行动上的矮子

　　我还在上小学的时候，做班长，有一天在忙着装饰元旦晚会的教室。班主任问我："你知道'思想上的巨人'的下一句是什么吗？"我思索良久，弱弱地答了一句：站在伟人的肩上？而我的班主任只说了六个字："行动上的矮子。"

　　这个问题抛出之前，我正"豪情壮志"地和老师讨论晚会的策划案。

　　"思想上的巨人，行动上的矮子。"我想，这句话同样适用于很多人吧。

　　你总是去想又不去做，再多的方法对你也无效。

　　你是个学生，你想考到班级前十名，你就该每天好好听课、做笔记、刷题；你是白领，你想晋职，你就该兢兢业业地把所有工作哪怕是熬夜也要做到尽善尽美；你想减肥，你就该戒油、戒贪，一日三餐严格控制食谱。

　　否则，你每天大声嚷嚷着你要减肥、你要早睡早起，微博或知乎收藏了无数科学减肥、30 天瘦身减脂等"只看不动系列"，晚上 12:00 了还能看到你捧着手机躲在被窝里目不转睛，第二天看到你抱着一桶肯德基啃得不亦乐乎，还义正词严地说：吃完这顿我就减肥！今晚一定 10:30 上床睡觉。

　　这样的话，我在大学宿舍里没少听到小 Y 提到，可以说是耳朵都听出茧子来了。

　　小 Y 是个小胖子，但因为面容姣好时常自诩自己是微胖界的一朵花。可和绝大多数胖女孩一样，大二时因为身材的原因被男神拒绝过。眼见着小 Y 在宿舍里绝食了一天，吵吵着自己要下定决心减肥，说什么"等我瘦成一道闪电，一定要美瞎他"，还网购了一大堆健身器材，呼啦圈、哑铃、瑜伽球等填满了整个宿舍。

我心里暗暗想，按照小 Y 这种光说不做的德行，真的能行吗？

小 Y 减肥大业开始的第一天，我们在宿舍吃着烤肉拌饭，她在一旁吃着蔬菜沙拉，看着她一脸视死如归的模样，我感到一丝丝欣慰。然而第三天她就败下阵来，看着她愤恨不平地撕咬着大鸡腿说"要什么男神，中看不中吃的玩意儿，还不如鸡腿能填饱肚子"，我哑然失笑。

这年头，动动嘴皮子的事儿谁都可以信手拈来，反正又不会掉块肉。可如果你想去减肥，真的要去做的话，就不只是流血、流汗又流泪了。但太多的人只是流了汗，Keep 只打卡了第一天就已经坚持不下去了，你收藏的那些减肥方法对你来说连废纸都不如。如果没有坚定去做、去实现的决心，还不如继续躺在床上过你咸鱼的人生，至少能省下一笔网购健身器材、减肥茶、代餐粉的钱，乐得快活呢。

人比人，气死人。

住在对门宿舍的小 V 却和小 Y 大不相同。有一天，我突然发现小 V 瘦了很多，连身鱼尾裙、一字肩，穿在她身上玲珑有致，配上元气的日常妆，比起从前加加大卫衣＋阔腿裤又素颜朝天的她，不知道精致了多少倍，可谓是桃花朵朵开。

一问才知道，小 V 每天早上 6:00 起床跑步，跑完步就去上早自习，下了晚自习就在宿舍楼下，拿着一根跳绳不间断地跳了两个半月。不再和舍友们出去开小灶，饮食清淡、饭量减半，闲时自己看书、看视频、学化妆，才有了今天这副好看的皮囊与有趣的灵魂，美煞旁人。

小 Y 还在宿舍里嚷嚷的时候，小 V 已经一个人默默在楼下跳了 1 小时绳，消耗了 300 千卡。没有什么过多的方法，控制饮食＋每天坚持跑步、跳绳与拉伸，两个半月瘦了 13.5 公斤。

因为想变美，所以认准了方法就专一地去做，人生赢家，小 V 当之无愧。

光想不做假把式，那句"No can no BB"自然有它火的道理。空有"雄图伟略"而没实干，那你就不要老叽歪，省得惹人烦。

动手成功，伸手落空；你总是想而不去做，再多的减肥方法、习题册、教学视频都只是花瓶，徒有其表。

自小学之后，班主任的那一句"思想上的巨人，行动上的矮子"伴随着我长大。每当我萌发某个想法却犹犹豫豫、懒惰不做的时候，我就会想起这句话，激励自己前行。毕竟十个空想家抵不上一个实干家；只有想法而没有行动的人，只能靠做梦收获所得。成天捧着本《美容大全》的教科书喊破嗓子，不如甩开膀子，把书上的方法一一实践，你对于方法的大胆尝试就等于成功了一半。

无论是减肥、学习还是升职、运动，都是每个人在不同阶段的目标与理想。既然现实都已经如此骨感，同志们就应该为了"丰满理想"的革命事业不断奋斗前行。

一等二靠三落空，一想二干三成功。愿所有怀揣理想的人儿都能脚踏实地地播下种子，辛勤耕耘，收获美好未来。既不辜负理想与苦难，也不辜负自己。

不是健身没用，
是你从不坚持

我在健身房认识了很多的女孩，会打扮，为了身材吃东西又懂得节制，而且在健身房里运动的时候也非常努力。总之，应了那句话，在哪里花时间最多，收获的就是什么。

但是，我也见过很多产后恢复失败、减肥失败的女孩。有些因为经济能力上不起私教，但是很需要减肥，也很想变成魔鬼身材的，因为自律能力比较差，所以办完健身年卡，一年都去不了几次，最后会觉得健身没有用；还有一些女孩子很聪明，不舍得上私教，就坚持跑步和上团课，比如周一瑜伽，周二杠铃操，周三跑步……总之非常自律和有规律，所以1个月后，3个月后，1年后，你会发现她一天天像整容了一样，就变样子了。

但是，其实最需要批评的是那些买得起私教课程，也非常想拥有曲线漂亮的身材的人，可是她们对自己的脂肪非常仁慈，好不容易减肥决心下了，瘦身计划不知定了多少，结果都是不了了之。这些都是因为没有坚持，没有毅力，才以失败告终的。

萍姐绝对是需要批评的代表。

她自己是一个公司的财务总监，生完孩子2个月，经朋友介绍来我们健身俱乐部。毕竟是职业女性，对自己还是有要求的，想通过私教做产后恢复。当时我亲自帮她做了身体评估和训练计划。

当时的她33岁，身高是154厘米，生理年龄是41岁，腰臀比例处于超标状态，基础代谢率下降了55%，体脂超标了14公斤，健康分数是65分。我帮她做完所有的体适能评估，她有严重的颈椎前引的习惯，加上做财务长期伏案工作，所以不但含胸还有一点儿高低肩，并且有骨盆前倾的现象。腹部脂肪

　　　　　第4章　为什么你总不能成功减肥？

基本上堆在背部、手臂、肚子、腰部、大腿和臀部上。做骨盆底肌测评的时候，做到一半她就笑着不好意思地说："Vicco，不要测了，绝对松弛，练吧练吧，别测了。"

我给出的训练方案是，短期目标，一周训练 3 次，持续 6 个月。可以帮助她改善体态和体重以及体形。长期计划是 2 年，帮她养成健身的习惯，每周 2 ~ 3 次的课程。我为萍姐设计的健身方案如下。

第一，调整体态。因为体态不在中立位，引发的运动受伤概率就会偏高。然后通过有氧运动增加呼吸系统、血液循环能力和代谢能力，恢复体能的同时增强免疫力；同时第一个月减脂 3 ~ 4 公斤，第二个月减脂 2.5 ~ 3 斤，第三个月减脂 2 ~ 2.5 斤，第四个月减脂 1.5 ~ 2.5 斤，第五个月减脂 1.5 ~ 2 斤，第六个月减脂 1.5 ~ 2 斤。

第二，曲线雕塑。因断奶之后胸部下垂比较严重，而且有外扩现象，臀部中间位置已经凹进去，妈妈臀很严重，她当时自己说自己的臀部就是四方形的，简直没法看。那么减脂到一定的程度，就需要做曲线雕塑。我建议是胸部先练上胸，把胸大肌练出来，只有胸大肌练出来了，才不会继续下垂外扩。加强背部肌肉的力量训练和开肩训练，帮助改善弯腰驼背的现象，同时通过抗阻力训练，把背部的肌肉变得紧致；腹部和腰部也是每节课都强化训练的部位，然后针对她的臀部，我建议先通过不同的臀部和大腿训练动作，重塑臀型，然后紧致，再提臀，让整个臀部看起来圆润上翘。

第三，每节课都要做骨盆底肌的训练和柔韧性训练等。

听完方案，她当天就定下了 1 年的产后恢复课程，根据计划，很听话的，上完第一个月的课程，体重减了 4.5 公斤，高兴地买了两大盒不同的芝士蛋糕来俱乐部。但是第二个月她总是说忙，又私事多，只上了 6 节课，那个月只减了 1.5 公斤，她还在体能评估室跟我调侃说，这个月我中午应酬带人去吃鸡，去了七八次，感觉没来健身几次，居然还瘦了 1.5 公斤，不错啦，我现在裤子全部换了，连文胸也全部换码数了，满意满意。她是一个特别不喜欢为难别人的人，也比较开朗，但是第三个月只来了几次，连评估效果的那天都失约了。后来就更加是没有规律的训练。

一开始我们以为是教练的问题，一直对教练加以教育，后来，我亲自给她发微信，问她怎么不坚持规律的健身了，她笑着说："Vicco，我忙呀，没时间。"作为教练，同时也是职场女人和母亲，我肯定比任何人都清楚，说"没时间健身"只是借口，其实，还是觉得瘦了一点儿，比之前好一些了，就松懈了。而且，那种想要变瘦、变美的冲动期过了。跟吃美食和躺在沙发上刷屏来说，运动的确还是蛮辛苦的一件事。

虽然教练好不容易把她偶尔约过来一两次，但基本上没有一开始那么有规律和频率了，加上她是绝对的美食达人，体重和体形可想而知了。

我一直觉得，想要改变自己的身材，首先要学会合理地安排自己的时间。减肥就像怀孕，时间会证明一切。

当你每次站在镜子面前，看着自己的身材越来越好，你会越来越爱照镜子。当你和朋友站在一起自拍，你会发现，瘦下来之后，不用找角度，每一个面拍起来都是那么好看。瘦下来你会发现，除了身材变好了，皮肤光泽度也好了，眼神比以前更有光彩了。只要找到这种感觉，你一定不会后悔，放下一些事情，将时间用来做健身。

为什么你总是减不了肥，
想听真话吗？

Q：为什么你减不了肥？

A：我可以很肯定地告诉你：世上没有减不下来的肥，只有不想减肥的人，因为你的决心还不够。你对自己还不够狠，你对自己的身材还抱有侥幸，你觉得还不至于那么崩溃。所以，你减不了肥。

Q：买了私教还是没效果。

A：姑娘，请问买了私教你坚持一周去 3 ～ 5 次，还是总是跟教练说没时间？你每次运动强度和运动时间安排得合理，还是总是说累了，然后练一会儿跟教练聊一会儿？所以"你自己有多重视你自己的效果，决定了教练多重视你哦"。

Q：教练我那么辛苦减下来，又反弹了，我不想再练了。

A：你昨天吃了早餐，今天早上又饿了，你吃还是不吃？你昨天洗了头发，明天又冒油了，你洗还是不洗？为什么说减肥是一生的事业，因为就像洗澡、敷面膜一样，要定期规律做才能一直保持下去。坚持做才能成为更好的自己。实在不行，所谓"男女搭配，健身不累"。找一个养眼的男私教陪你练，也是不错的转变。

Q：我总想减肥，可是下不了决心，你能帮我吗？

A：真的想要我帮你下决心吗？那我这样说吧，你可别生气。回家脱光了，然后前后左右把自己的裸体照，看看镜子里面的那副身材。如果你是单身，男神凭什么喜欢你，如果已婚，你的另一半身材是这样的，你会嫌弃还是喜欢？你有冲动跟我上床吗？再不行，用你的手机拍下来，然后好好地前后左右看看。

最后送你一句话：你不去行动，不治好你的懒癌，你就永远活在想象里，直到最后你都开始怀疑自己！最后谁也帮不了你。

Q：给一个坚持健身的理由。

A：专心致志地健身，反复不断地练习，因为，只要身材好，淘宝货穿出来也有明星范儿。

Q：做剩女已经让我无奈，可身材还一天比一天胖，怎么办？

A：不要犹豫了，赶紧去运动吧。不是因为我是健身教练就总是说健身的好。世界上最般配的情侣，叫腹肌和马甲线。鲜花盛开蝴蝶自来，OK？

Q：为何自从结婚，就胖得一发不可收拾？

A：你这叫作，自从告别了单身，就胖若两人。把你们秀恩爱的地点，从餐厅改到健身房吧。

Q：我想减肥，可是总是没时间。

A：这是我听过最见鬼的谎话。想读书的人不会说没文章看，想减肥的人不会说没时间。你要拒绝成为更好的自己，没时间就成为最不犯法的谎话。

Q：我老公出轨了，自己带着孩子。我想减肥没时间，怎么办？

A：我很理解你的心情，合理地管理你的时间吧，偶尔做一个懒妈妈，让别人帮你看孩子。当你的汗水流得越多，身材越好，皮肤越好，自信心越好，泪水就会流得越少。与其抱怨，不如改变。男人不欠你幸福，幸福由自己决定的，所以你要么离开他，要么忍受他，但是你得从行动开始。

Q：为什么身上的脂肪总是那么多？

A：我们身体的脂肪分两条通道。

一是摄入道，我们平时吃的食物进了胃里消化后会转变成身体需要的营养物质，过多的、用不上的就会变成脂肪，所以大部分吃得多容易形成多的脂肪。

另一条是消化道，当身体需要营养物质的时候，脂肪也会分解转变成其他物质，同时脂肪减少。这两条通道运作正常，我们身体内的脂肪也会正常。

体质因素属个案。

就拿产后发胖来说，有些人不一定是孕期运动少了，而是月子里吃多了；而有些人吃得很多，但就是不长肉；有些人吃得很少，但仍然会长胖。

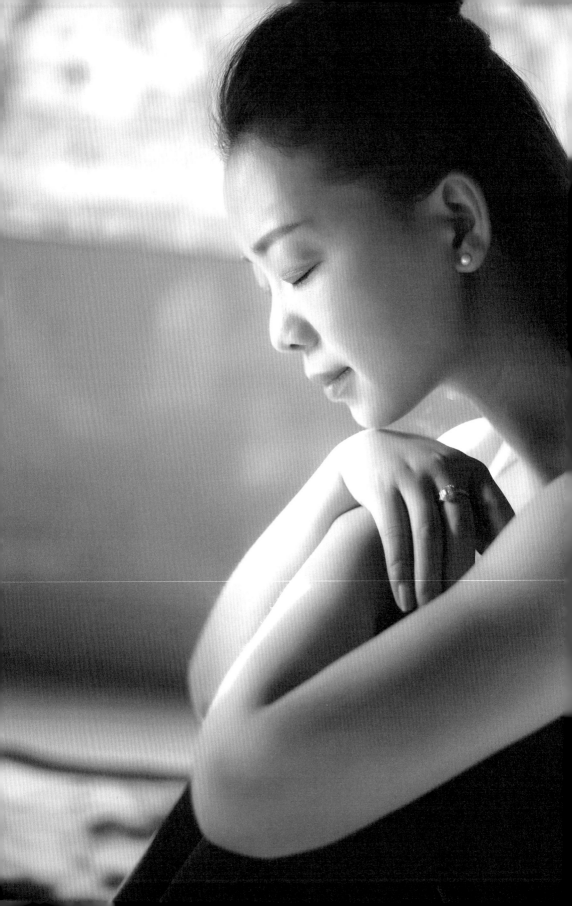

连女性阴部的
构造都不知道
谈何备孕？

现代人的压力导致不孕不育吗？

怀孕是一个非常复杂的生理过程，在天时、地利、人和缺一不可的情况下才会发生，而且一个月只有一次的机会，首先女人要能排卵，男人要能射精，有道路顺畅、功能良好的输卵管让精子和卵子顺利相遇并结合成为受精卵，最后受精卵还要能够在预定时间内赶回子宫，生出无数根须，就像深深扎进泥土的种子一样在子宫里安营扎寨。而子宫并不是全天候都能受外来人员入侵的，它只在一个极端的敏感期，才允许受精卵着床。

据调查，我国近年来，不孕不育的百分率呈上升趋势，每八对夫妇就有一对不孕不育。高龄产妇数量也在逐年递增。高龄夫妇想要健康的宝宝，自身的身体挑战已经成了很多人的问题，起跑线不好，谈何孕育健康宝宝的呢？

30 岁以后，卵子的活力开始下降，女性排卵周期可能会更长。35 岁的女性和 25 岁的女性相比，平均要用多一倍的时间才能怀孕。而保持规律的中低强度运动习惯的女性比缺乏运动的女性，更容易怀孕。

当然，生育以及受孕很多时候取决于很多因素：遗传、体质、生活习惯、饮食、超重、压力、晚睡等。

我的好友是一名妇产科医生，她经常跟我倾诉，很多病人明明只需要少喝冷饮多运动、早睡就能解决的问题，但是偏偏要来医院找她开药方。

是的，出汗就能解决的问题，何必吃药呢？最好的医生就是自己。

很多人，不知道运动可以延缓闭经，运动可以缓解妊娠呕吐，运动可以摆脱腰背痛，提肛运动可以预防子宫下垂和脱落，运动可以改善产后抑郁，运动可以改善妇科疾病，运动可以治疗尿失禁，运动可以延缓卵巢早衰，运动还有助于怀孕。

齐齐的婆婆好姐是我们的会员，也是非常聊得来的一位长辈。闲聊间，知道了她的儿子和媳妇，上个月刚通知他们老两口，准备做丁克一族。

两位都是天河区的精英白领，儿子是投资公司的高管，媳妇是一家传媒公司的总监。可以帮客户解决很多的问题，就是结婚6年多依然不能解决自己生孩子的问题。一开始儿子媳妇还比较配合，各种检查，儿子也做了精液检查，媳妇也通过输卵管，吃过中药，医生表示，并没有什么太大问题，可就是没有开花结果。

一个周末我正在陪儿子上橄榄球课，好姐给我打电话，说想介绍她儿子和媳妇给我认识，要来我们俱乐部做运动。本以为儿子媳妇会拒绝，但是一听说不是去医院，而是去健身房，居然答应了。说刚好之前医生也跟他们说了很多次让他们加强运动，可是因为公司的项目一个接一个的，健身计划一推再推。

我了解到他儿子长期处于压力大，晚睡基本是在空调房、车里、电梯里的状态。我在和齐齐握手的时候，她的手让我感觉又瘦又没温度，聊天中得知睡眠不好、多梦、容易疲劳、月经量少，每次月经来的第一天，下腹会作痛，经期有时错后，月经量少，食量较小。

在给齐齐和她先生的身体状况做了体适能评估后，我终于明白医生为啥让他们加强运动了：他们的心肺和柔韧性、力量等全部非常弱。两个人的整体身体素质非常差。

我帮他们做了一个6个月每周3次的备孕运动方案。齐齐一看备孕，就说教练别了，我们已经放弃了，完全不想这事了，再说医生都没有解决的问题，我不相信在你这里能得到解决。所以，忽悠的成分我感觉还是忽略吧。我们就打算活动活动，增强一下体质，加上我们两个现在颈椎都经常会不太舒服，所以想来活动活动。

最后我安排了一个男教练给她先生，我自己和助教轮流帮她上课。

她先生的运动方案主要是有氧训练，占50%，抗阻力训练占35%，拉伸练习占15%；齐齐的是一周2节多功能训练，其中有氧训练占 40%，抗阻力训练占 25%，瑜伽课程每周 1 节。基本上采用了小工具和互动玩的方式进行了所有的课程。

在上到 39 节课的时候，做波比跳这个动作时，几次她站起来都头晕，状态不好。她问是不是自己的运动强度加大了、体能消耗太大，这几天中午吃完饭，都困得不行，在办公室沙发上睡觉被空调冷到了，所以才会头晕，看了连续 2 周的课件，运动强度只增加了 5% 而已，并且是以循序渐进的方式进行的。

三天后的一个早上，齐齐给我发了一条微信。

"教练，有个不好的消息告诉你，我的私教课程暂时先不上了。"

我还以为周末的课程跟她反驳讲道理，她生气了，于是开始跟她解释。

"她发了一个笑脸给我，你别紧张，我老公说要送一份大礼给你呢。"于是她发了一张图片过来，打开一看是 B 超。原来齐齐怀孕 4 周了。

她老公后来说，戴了那么多年不孕不育的帽子，有种扬眉吐气恨不得马上告诉全世界的冲动。

我从不敢说我的能力比医生强，但是，很多用药解决不了的问题，的确运动解决了。其实，像他们这种高级白领类的会员，压力大、精子数量相对就会减少，精子活性下降；而齐齐也总是喝冷饮，在空调房里，穿着裙子，又压力大，自然卵巢分泌卵细胞的功能大打折扣，还会伴有宫寒、月经不调症状，两人之所以一直未孕，不是没有备孕，而是一直压力大，身体素质差才会怀孕困难。其实早在两年前医生就建议他们除了临床治疗，还要加强运动。但是她们没有听进去。

很多人不知道，有氧训练可以排出体内的二氧化碳，增加血液循环，提升身体的代谢能力，增强体质，同时可以帮助她调节体内的酸碱度平衡。而敏捷性训练和肌肉耐力、爆发力训练等肌肉训练，帮助她调节了体内的激素水平。

同时每周 2～3 次的科学规律的运动有助于神经系统的平衡，几个月的运动，神经系统也得到了调节，两个人从高压状态调整到了低压状态，也许放弃了要不到孩子的包袱，下定决心做丁克，让身心都放松了，反而上天眷顾他们。

也许是碰巧，也许是幸运，但是他们的确是在运动快 4 个月的时候怀孕了。

而且我有一部分之前患多囊卵巢综合征的会员，有妇科炎症的会员，都在运动一段时候后怀孕了。

当然我不否认有碰巧的成分，但是运动对体质的改善是有重要作用的。我们常说"谨遵医嘱"，锻炼在医生的建议里从来都不缺，缺的只是实践的人罢了。

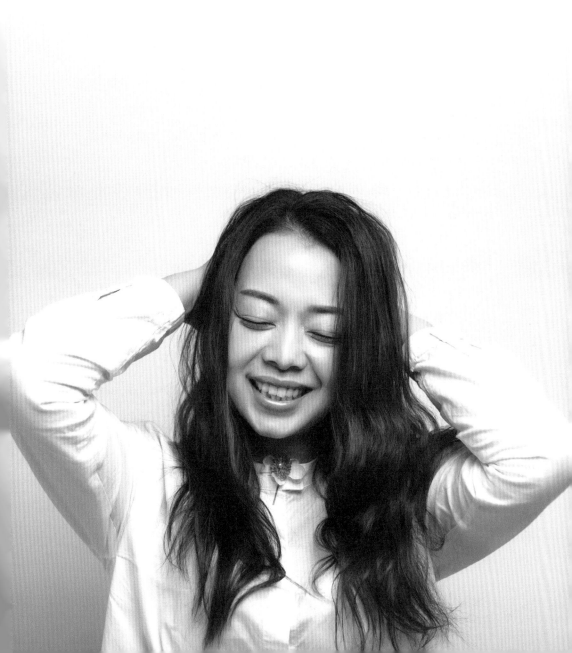

肥胖是备孕的一大杀手

生活的快节奏、高压力，往往使得现代人的饮食起居、生活习惯受到消极影响。

许多动禽产品，如鸡肉、猪肉等由于饲养饲料添加了激素等对身体发育有一定影响的成分，人体吸收之后，造成了青少年的性早熟，成人食用之后对生殖系统、内分泌系统的健康也造成了一定的影响；许多蔬菜、水果使用的杀虫剂、催熟剂等化学成分也对人体造成了一定的影响。

另外，手机、电脑、电视、吸烟、饮酒、熬夜等同样对身体造成影响。而适当的运动是可以增强身体的免疫力和排毒功能的。

研究证明，很多压力大的男性都有性欲低下、性功能障碍、生殖能力下降的现象。而女性很多都有内分泌失调、排卵障碍、月经不调等症状。

很多医学书上都有记载，导致男女不孕不育症发病率越来越高的罪魁祸首是工业化带来的不良影响，而晚睡、在空调房里生活又长期喝大量的冷饮等不健康的生活方式也是导致男性精子质量下降和女性不孕症上升的"凶手"。

美国芝加哥生育中心的专家们通过8年的时间研究了2500例准备生育的女性，结果显示，50%正常体重组女性都怀了孕，肥胖组女性的怀孕率为45%，而太瘦组怀孕率只有34%。研究人员分析：体重过低会造成脑下垂体分泌促卵泡素及促黄体素不足，使卵泡减少卵子的生产，不容易受孕。同时，太瘦或营养不良，子宫内膜也颇为贫瘠，受精卵较难着床。

当然体重增加过多也会造成体内雄性激素增加，或导致多囊性卵巢综合症，造成不排卵及不孕。因此，备孕期间保持一个正常的体重比较适宜。

不管胖瘦，备孕期健身，除了让体重达到标准体重，增强体质，避免怀孕初期免疫力低、感冒。

当然，体质好的妈妈更容易生出体质好的孩子，这可是影响孩子一生体质的事情。健身还是不健身，听从你自己的内心最重要。

何小姐是狮岭皮革城一个工厂老板，先生是一名军人，第一次见我的时候，做完身体评估，体重99.5公斤，超标约49.5公斤，而且因为只有158厘米的身高，所以，看起来巨胖。

我记得那天，她拿出了自己和老公刚谈恋爱时在海边的照片给我看，告诉我之前自己并没有这么胖。但是看完照片后，我发现其实她的体型以前就不算苗条的类型，属于微胖型。

结婚4年，不但一直没有孩子，体重还"哗啦哗啦"地往上涨。于是我建议她先减肥再怀孕，不然很危险。

在健身房做女性健身教练的17年里，我发现备孕生宝宝，在现在这个时代不是想怀就怀得上的。不要说生男生女的问题，想要顺利怀上一个优质的宝宝都是幸运的。所以从备孕的那一刻起，就应该开始为怀孕做准备，但很多人往往忽略了备孕前一个重要的前提，那就是孕前健身。

首先大部分肥胖者的体内激素水平是不正常的，另外大多数肥胖者的子宫发育和卵巢机能不正常。而何小姐的体重超标了90多斤，加大了不能生育的概率。可见结婚4年都没有怀孕的何小姐，肥胖也是影响她的一个重要"元凶"。不减肥除了影响生育能力之外，还会增加生育风险。

很多人通常都不知道，孕前肥胖的女人，很容易导致妊娠上和医疗上的并发症，比如妊娠糖尿病、高血压、子痫前症、静脉血管栓塞症、静脉炎、贫血、肾炎等。怀孕过程中出现流产以及生产时出现难产的可能性高。

根据研究，如果妈妈过胖，胎儿在围产期死亡率偏高。另外孕前肥胖容易造成胎儿出生后缺陷，提高了胎儿发生巨婴症、出生后低血糖的风险。科学家最新研究发现孕期体重过高及肥胖会让宝宝出生时的免疫力下降，更容易生病。

但是何小姐并没有听从我的建议，而是去做了人工受孕。当她第三次人工受孕失败时，医生建议她减肥。她来找我时已经是1年后了，而那天她的体重，真的可以用比楼价飙升得还快来形容，已经104公斤了。整个人看起来不但更胖了，好像还矮了不少。

她不明白为何她体重超得这么厉害，她将此归于做人工受孕重复用药。

但是，我觉得最重要的原因是，她根本就没有运动。

有些人对肥胖引起的不孕问题根本不清楚，更别说重视了。她们的说法是，孕前肥胖减了下来，生育后身材又走样了，还不如在产后一次性减，免得折腾。这种说法听起来好像也蛮合情合理的，问题是你得先有机会怀上了再说吧。

《Circulation》上发表的研究指出，严重肥胖的父母，这种肥胖也会影响到未来的孩子。难道你要赌上你未来孩子的健康和智商，也不肯动动你的胳膊和大腿去健身吗？

无论孕前健身是为了减肥还是要宝宝，都要以健康为基础，一定要采取健康的健身方式，不要盲目节食，吃减肥药。

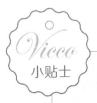
Vicco
小贴士

如何测试 BMI 指数？

可用体重指数 BMI 测量备孕的合理体重。BMI 在 18 ~ 25 的是正常体重；如果 BMI 低于 18 还应该多多增加体重；如果 BMI 高于 25 则应该控制饮食，适当运动以免过于肥胖带来不必要的困扰（BMI，Body Mass Index，身体质量指数，是用体重（千克数）除以身高（米数）平方得出的数字，是目前国际上常用的衡量人体胖瘦程度以及是否健康的一个标准）。

想要二胎？
你测试过你身体生理年龄了吗？

　　自从国家全面实行放开二胎政策，各种二胎综艺节目、电视剧占据了荧幕和市民的视线。越来越多的女同胞加入了生育二胎的队伍。因为二胎时，孕妇年龄增长，身体机能自然相对第一胎减退，加上平时生活没有规律、盲目减肥、工作压力增大等，都会影响身体健康，二胎妊娠不良的风险也会随之增加。

　　为什么在这里跟大家分享这个话题呢，因为提这类问题的学员太多了。

　　与第一胎的"准妈妈"不同，已经生育过的女性，如果在第一次生产后并没有做相关的产后恢复的话，她的身体状况与准备生一胎的女性是有差别的。尤其是在生产之后，没有保持良好运动习惯的女性，她的身体生理年龄往往要高于实际年龄，此时想要用这副身体孕育下一个生命，并非是最理想的状态。

　　我建议，想要二胎的女性，可以提前半年就开始健身，为孕产做准备。

　　每周3次健身，有助于提高怀孕前、怀孕中身体的免疫力和抵抗力，以及增强母体的受孕率。运动对于想要一胎、二胎的女性，具有非常强的辅助作用。

　　1. 提高心肺功能。备孕准妈妈养成做运动的好习惯，可以提高血液的含氧量，增强心肺功能。这样有助于怀孕之后给宝宝提供充足的氧气。

　　2. 提高卵子的活力。运动锻炼时，各类性激素分泌会相应增加，使得卵巢、子宫、乳房等性器官的功能发生变化，提高卵细胞的活动，为受精卵提供优质的卵细胞。

　　3. 预防妊娠糖尿病。经常进行运动锻炼可以使体内激素的分泌达到稳定的状态，减少胰岛素抵抗，从而降低怀孕之后患上糖尿病的概率。

　　第5章　连女性阴部的构造都不知道，谈何备孕？

4. 增强怀孕和分娩的身体能力。备孕期间多多运动可以促进体内激素的合理调配，以及确保受孕时体内激素的平衡和精子顺利接近卵子并与卵子结合。而且备孕多运动能锻炼孕妇肌肉，提供更强的身体，有助于顺利分娩。锻炼腹部肌肉，从而减轻怀孕后腹部的压力。

5. 加强帮助顺产的肌肉锻炼。运动还可以使骨盆保持在正确的位置，有助于顺产，而且运动还有助于产后身体、身材的恢复。

很多女性在考虑生育二胎的时候，常常考虑自己的年龄问题，却忽略了自己身体的生理年龄。即使是年轻女性，尚未生育的，由于不健康的生活、饮食习惯，同样也使自己的身体偏老龄化。这也是如今许多"老年病"年轻化的原因之一。

"90后"已经是中年了，这并不耸人听闻，不信的话，你拉他们到健身房测试一下生理年龄，也许数据更为惊人呢！

所以我建议所有准备孕育孩子的女性朋友，叫上你们的伴侣，一起到健身房或其他具有专业资质的机构，测试下你们身体的生理年龄及其他状况，以清楚地了解你们的身体是否已经做好了孕育生命的准备。

即使你们测试的结果良好，但也不要偷懒，孕产期是一个长期的过程，一定要配合饮食、运动、情绪管理，等等，为你们自己，也为新的生命，打造一副健康的身体！

宝宝从产道出生，
可是你真的认识阴道吗？

在过去的十几年里，我接触过很多的女性。她们中有很多人，会有时间不断地在淘宝上看各种衣服、化妆品，收藏在购物车内，然后又清除；她们会花很多时间刷朋友圈，给别人评论和点赞；却没有兴趣和时间了解自己的身体，很多人生完几个孩子了，对自己的生殖结构也完全不了解。

这在我的会员中，已经成了一个普遍现象。

你有没有试过，敞开大腿，用镜子仔细观察自己的阴部？她是什么样子的？分为哪几个部分？

你，喜欢你的阴部吗？

也许你会觉得尴尬，"喜欢我的阴部"？这算什么话？讲出来多难听啊。可是，作为陪伴你一生的部位，作为孕育和生产新生命的器官，你难道不觉得自己的生殖结构充满了惊喜和神奇吗？就像喜欢你自己水灵灵的眼睛、挺拔的鼻梁、纤细的小手或者强健的肱二头肌、腹肌、臀部一样，你当然可以喜欢自己可爱的阴部。

在许多文化中，性是羞耻的，生命是神圣的，难道这两者不都是由女性的同一生殖系统完成的吗？

我们的教育中很少有人告诉女性，要关注自己的身体，尤其是女性的生殖器。很多人在糊里糊涂中就经历了初潮、初夜，之后又糊里糊涂地经历了第一次生产，却始终对自己的生殖部位毫无了解，大概只有初中生物课本里介绍的基本印象吧！

你知道阴蒂的存在是为了性快感、性高潮吗？它是人类唯一的只为了性感受而存在的器官。并且，阴蒂包含丰富的神经末梢，是男性阴茎的 6 ~ 10 倍。

　　　　第 5 章　　连女性阴部的构造都不知道，谈何备孕？

换言之，女性的性高潮体验是比男性更为敏感、丰富而激烈的。

你的身体蕴藏着许多的宝藏，希望你能从今天开始，花一点儿时间尝试了解一下自己的身体，在舒服干净的环境下，借助镜子，详细观察你的身体，包括你的阴部。从了解自己的身体构造开始，科学地认识人体器官，这样，可以帮助你更好地理解生命孕育的过程，帮助你科学地准备生产的过程。

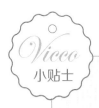

（一）女性的生殖系统

女性生殖系统包括内生殖器、外生殖器及其相关组织。

1. 内生殖器，包括阴道、子宫、输卵管及卵巢。

2. 外生殖器，指生殖器官的外露部分，又称外阴，包括阴阜、大阴唇、小阴唇、阴蒂、阴道前庭。

而影响女性怀孕的生殖器官基本上有：子宫、卵巢和输卵管。

阴道：确切地应称之为生殖道，既是性生活、性兴奋主要体验所在，又是胎儿娩出的通道，完成生殖繁衍的功能。

子宫颈：生孩子时，以便让孩子顺利通过。

子宫：孕育孩子的器官。子宫位于盆腔中央，膀胱与直肠之间，下端接阴道，两侧有输卵管和卵巢。子宫的正常位置呈轻度前倾前屈位，主要靠子宫韧带及骨盆底肌和筋膜的支托作用。

子宫韧带：共有4对：圆韧带、阔韧带、主韧带及子宫骶韧带。若上述韧带、骨盆底肌和筋膜薄弱或受损伤，可导致子宫位置异常，形成不同程度的盆腔脏器脱垂。所以产后1个月内和月经期不建议做剧烈运动，就是为了避免导致子宫位置异常。

（二）卵子对生育的重要性

卵子是由卵巢产生的。女性在出生时，卵巢内已经有 10 万颗卵子，而且在成熟后卵子数目不会增加。卵子和精子结合受精便形成受精卵，开始孕育新生命。

一般来讲，女性一生可用的卵子为 300 ~ 400 个，其余的卵母细胞便自生自灭了。

一个卵子排出后约可存活 48 小时，在 48 小时内等待着与精子相遇、结合。若卵子排出后由于多种原因不能与精子相遇形成受精卵，便在 48 ~ 72 小时后自然死亡。下次卵子成熟约在 1 个月之后。

卵巢因素引起的不孕约占不孕症的 15% ~ 25%，卵巢不排卵则是重要原因之一。

饮食配合运动，加上轻松愉悦的心情，可以增加怀孕概率。

增加蛋白质的摄入和适当的运动可以帮助女性提高身体素质，确保卵子的质量。因此，如果你准备备孕，就要提前 3 个月进行有规律的运动，以提高身体素质，为怀孕打下坚实的基础。据研究，压力持续存在或经常发生时，体内会大量产生焦虑激素，加重紧张感，容易导致内分泌紊乱，影响卵巢排卵能力。因此通过运动减压、舒缓紧张情绪有助于怀孕。

99% 中国男人不知道的秘密：
老婆没怀孕，你的因素占一半

很多男人不知道，很多婆婆也不知道，总以为没怀孕就是老婆的事情，但其实家庭中妻子迟迟不能怀孕，男性的因素要占 50%。

30 岁的小蔡是名程序员，工作能力一流，事业有成、家庭美满的他，却一直有一块心病：结婚 4 年了，妻子小韩迟迟没能怀孕。这好像是笼罩在这个幸福家庭上的一块阴霾，让小蔡一想起来就眉头紧锁、连连叹气。

先来说说小蔡的基本情况：小蔡，男，30 岁，身高 180 厘米，体重 90 公斤。程序员的工作加班到深夜是家常便饭，平时工作忙了也就吃吃楼下的快餐，常年熬夜再加上工作压力大，脱发情况日益严重，坐办公室疏于体育锻炼，难免会有"啤酒肚"，同事戏称他"一厘米身高一斤肉"。但小蔡却认为这是身体健壮的证明，男人嘛，怎么能瘦得像麻杆一样，当然要胖点儿。

不得不说，小蔡确实是个顾家的好男人，只是妻子不能怀孕让他有些郁闷，是妻子身体不行，还是其他什么原因呢？

于是，趁着难得的空闲，小蔡带着妻子去医院检查，不查不知道，一直以来自认为身体"健壮"的小蔡，居然是妻子不能怀孕的重要因素之一。

看着病历上的注意事项，小蔡意识到自己一直以来的思维漏洞，妻子不能怀孕，只顾着找妻子的原因，却忽视了他自己的身体与生活习惯的不足。

下面，就让我们从现代医学的角度，看看小蔡等"准爸爸"们需要注意什么吧。

第一，"准爸爸"孕前也要调整好体重

孕期"准妈妈"体重要合格，"准爸爸"的体重也要正常，研究证明，合格的体重能够帮助"准爸爸"提高生育能力，创造出一个健康的宝宝。

有关研究表明，男性体重超重、肥胖会导致性欲减退和阳痿，影响生育和夫妻性生活的和谐。相信不少像小蔡一样的男性会不在意自己的体重，认为"男人胖点儿没什么"，但从科学的角度出发，肥胖确实会影响男性的生育能力。

肥胖男性由于体内脂肪大量储藏，造成阴囊脂肪堆积过多，给男性的生殖器带来以下危害：过多的脂肪可能将睾丸挤向腹部，使睾丸局部温度过高，而睾丸恰恰需要低于体温 1.5 ~ 2℃ 的"低温"环境，否则会影响精子质量。脂肪过多还会压迫精索血管。若压迫了动脉，会导致睾丸缺血；若压迫了静脉，则会导致睾丸瘀血。这些对生精功能都是不利的。超重（肥胖）男性与体重正常的男性相比，精子密度降低了 24%。

因此，像小蔡一样想要孩子的"准爸爸"们，孕前一定要增加运动量，积极锻炼身体，请专业的教练制订健康合理的食谱，还可以根据医生或专业健身教练的建议进行适当的减肥，使体重在备孕前达到正常或接近正常标准。

当然，也不要体重过轻——医学研究证明，准备要孩子的男性，如果体重低于标准体重，则他们的精子密度比正常体重的男性也会降低 36%。

第二，育龄男性趴着睡，精子易受伤

常年加班的小蔡一回家便会习惯性地扑到床上，很快就酣然入睡。相信也有不少男性朋友喜欢趴着睡，但这种卧位的睡眠方式不但容易压迫肝脏，使呼吸不通畅，而且对生殖系统也有一定的影响，尤其对年轻男性来说，危害更大。

首先，长期趴着睡会压迫阴囊，刺激阴茎，容易造成频繁遗精。频繁遗精会导致头晕、背痛、疲乏无力、注意力不集中，严重的还会影响正常工作和生活。

年轻人对阴茎刺激反应敏感，更不宜采取这种睡姿。还有，频繁遗精的人也要当心这种睡姿会加重病情。

另外，阴囊需要保持一个恒定的温度，这样才有利于精子的生成。趴着睡会使阴囊温度升高，所以对精子生长也有一定的影响。尚未生育的年轻人和计划要孩子的男性尤其要当心。

那么，采取什么样的睡姿比较好呢？

一般来说，仰卧位或右侧位睡姿，既不压迫精囊，也不压迫心脏（左侧位会压迫心脏），对身体最好。

第三，准备做爸爸时要警惕高温因素

有实验表明，每天给睾丸局部加温 30 分钟，只要 15 ~ 20 天，即可以对睾丸生精过程产生不利影响。高温可导致精子数量减少、精子畸形、成活率降低。

现实生活中男性遇到的高温因素很多，男性朋友应该留意远离这些危险因素和环境。尤其是准备做爸爸时，应在妻子怀孕前 3 个月远离高温环境，以保证精子的健康。

像小蔡这样的加班族，一到闲暇可能会去蒸一个桑拿放松一下，但是研究表明，桑拿浴会使精子数量减少，甚至导致不育。

同时，不要使用电热毯。电热毯产生的高温会影响睾丸产生精子，导致男性不育。

据统计，半数患精子稀少和不育原因未明的男子，都有阴囊超高温的病史。某些特定职业，如厨师、司机、锅炉工人、炼钢工人、盛夏在户外作业的建筑工人等，想要孩子时要暂时调换一下岗位，或注意采取保健措施。

男性睾丸的温度应低于其他部位 1 ~ 1.5℃，这样才能产出正常的精子，精子对温度的要求比较严格，必须在低于体温的条件下才能正常发育，温度过高有可能使精子死亡，或不利于精子生长，甚至会使精子活动下降过多。

第四，孕前 3 个月"准爸爸""准妈妈"要注意补充叶酸

叶酸是"准妈妈"在做母亲前必须补充的一种维生素，虽然身体对这种营养素的需求量并不大。但是它却对宝宝的发育和基因表达起着至关重要的作用。

最近医学调查发现，在受孕前服用叶酸 1 个月以上，胎儿出生缺陷的发生率可减少 50%。神经管缺陷发生在妊娠早期，是胎儿死亡的重要原因。无脑儿

和脊柱裂是最常见的出生缺陷，发生率为0.08% ~ 0.09%。所以美国疾病控制中心建议，不仅孕妇，所有育龄妇女都要每天服叶酸400微克。专家相信，受孕1个月后卵胚可能已经存在神经缺陷，因此受孕后再服用叶酸，不能预防出生缺陷。

叶酸是一种水溶性B族维生素，在绿叶蔬菜、水果及动物肝脏中含量丰富。它能参与人体新陈代谢的全过程，是细胞增殖、组织代谢和机体发育的基础元素，是合成DNA的必需营养素。孕妇如果缺乏叶酸会导致胎儿神经管畸形，并可使眼、口、耳、胃肠道、心血管、肾、骨骼等器官的畸形率增加。

叶酸缺乏还容易造成妊娠高血压、自发性流产和胎儿宫内发育迟缓、早产及新生儿低出生体重等情况。据最新研究发现，叶酸缺乏引起的流产或早产，是采用其他任何措施都难以避免的。

小蔡十分注意这一点，也常常关照妻子的身体，但是却忽略了自己的身体健康，常吃快餐等油炸食物的他，往往会忽视营养元素的摄取。

必须重视的是，在孕前准妈妈开始服用叶酸的时候，准爸爸孕前也不能忽视叶酸的摄取。

最新的调查结果显示，男子精子含量低也与体内叶酸缺乏有关。因为叶酸可以帮助DNA的合成，所以男性精子含量低，也要补充叶酸。叶酸不足会使核酸代谢不正常，导致男性的精子质量受到影响，比如精液的浓度会降低，减弱精子的活动能力，甚至引起精子的染色体受损。

叶酸能有效预防胎儿神经管畸形发生。但也不能盲目地大量补充，因为摄入过量叶酸会导致某些进行性的神经损害。中国营养学会建议，计划怀孕的妇女和孕妇每日叶酸摄取量为400微克，上限为800微克。

计划怀孕的妇女，应当从计划前3个月开始服用，这样到怀孕时体内已达到理想水平，以后天天服用，直至怀孕满3个月，使体内叶酸始终处于理想水平，确保胎儿发育需要。

第五，孕前要摄入优质蛋白质

蛋白质是人类生命活动的物质基础，我们的神经、肌肉、内脏血液，甚至头皮、指甲都含有丰富的蛋白质。可以说人体没有蛋白质将不能运转。这些组织每天都在更新，因此我们必须每天摄入一定量的蛋白质。

孕初期正是胎儿内脏生成和分化的时期，也是开始发育的时候。如果妇女在孕前摄取蛋白质不足，胚胎就会发育迟缓，对健全内脏和大脑极为不利，而且容易造成流产，或发育不良，出现先天性疾病及畸形。

准爸爸孕前也要补充足够的蛋白质，以提高精子的数量和质量。孕前准爸爸、准妈妈每天应从饮食中摄取优质蛋白质，以保证精子和卵子的质量及受精卵的正常发育。

蛋白质人体自身不能合成，必须通过均衡的饮食摄取蛋白质。蛋白质分动物蛋白质和植物蛋白质两种，动物蛋白质在各种必需氨基酸组成的比例上接近人体蛋白质，称为优质蛋白质，如奶类、蛋类、肉类、鱼类等，其营养价值高，易被人体吸收。

除了需要摄入充足的蛋白质以外，还要讲求多样性，所以不能忽视植物蛋白质的摄取，如豆制品。豆制品蛋白质的含量不低于各种肉类，并且还含有人体必需又不能合成的 8 种氨基酸。

育龄青年每公斤体重每天应摄取蛋白质 1 ~ 1.5 克，准备生孩子的青年妇女应为 1.5 ~ 2 克，这样才能为怀孕做准备。

比如：每天荤菜中有个鸡蛋，100 克鱼肉，50 克畜禽肉。再来 1 杯牛奶就可以满足身体对蛋白质的需求。

第六，准备怀孕一定要补锌

现代医学认为，锌元素多直接并广泛参与男性生殖过程多个环节的活动：维持和提高性功能，提高精子质量，参与睾酮的合成，充养生精上皮和精子的活力，参与人体任何蛋白质的化合。

据医学家们无数次的临床试验表明：正常男性 100 毫升精液中的锌含量必须保持 15 ~ 30 毫克的健康标准，如果低于这个标准极限，就意味着缺锌或失锌，从而造成锌缺乏症。

科学研究显示，男性缺锌可能是造成不育的一个原因。正常人的血浆中锌含量为 0.6 ~ 1.33 微克 / 毫升。而精液中锌的含量比血浆高百倍。锌直接参与精子的糖酵解和氧化过程，对保持精子细胞膜的完整性和通透性、维持精子的活力有重要意义。男性如果缺锌会使睾酮、二氢睾酮（雄激素）减少，不利于精子生成。

缺锌易使前列腺炎、附睾炎不愈，这些都可造成男性不育。所以，妻子准备怀孕，丈夫也不可缺锌，要多吃一些含锌丰富的食物，如猪肝、蛋黄、花生、核桃、苹果等。

我国的锌供给量规定成人为每日 15 毫克，如果每人每天吃动物性食物 120 毫克，即可得到所需要的锌。

第七，丈夫用药不慎也会影响受孕及胎儿

孕前 3 个月夫妻都要慎用药物，包括不要使用含雌激素的护肤品。通常人们对女性使用药物还挺慎重，而对男性用药却不太在意，尤其是在怀孕前。

要知道有不少药物对男性的精子也有很大的损害。正常情况下，睾丸组织与流经睾丸的血液之间有一个血生精小管屏障，很多药物能通过血生精小管屏障影响精卵结合，如吗啡、氯丙嗪、红霉素、利福平、解热镇痛药、环丙沙星、酮康唑等，都会影响卵子的受精能力。

男性不育症、妇女习惯性流产，其中部分原因，就是精子受损所致。

除此以外，睾丸含有药物的精液，也可通过性生活排入阴道，经阴道黏膜吸收后，进入女性血液循环，影响受精卵，使低体重儿及畸形儿发生率增高。

第八，孕前准爸爸不良情绪也会影响精子质量，导致不易受孕

男性健全的生殖能力离不开两大因素：健康正常的精子和完善的性活动。前者包括精子的数量、质量、活动能力。后者包括阴茎的勃起功能、射精状态等。

不良情绪不仅影响性生活质量，而且还影响精子质量。惊恐、焦躁、愤怒、悲哀等情绪波动，若持续时间较久且反复发生，可干扰正常自主神经和内分泌功能，从而影响精子质量，导致不易受孕。

第九，孕前准爸爸要治疗生殖系统疾病

睾丸是制造精子的"工厂"，附睾是储存精子的"仓库"，输精管是交通枢纽，

前列腺液是运送精子必需的"润滑剂"，如果其中一个环节出现问题，都会影响精子的产生和运输。如梅毒、淋病、生殖系统感染、尿道狭窄会影响精子的生成、发育和活动能力，前列腺炎、精索静脉曲张、输精管阻塞、结核病等疾病可造成不育，需要及早治疗，以免影响生育。

　　除了以上9点外，需要补充的一点是，男性生育年龄越大，孩子越不聪明。

　　一项研究结果表明，男性生育年龄越大，孩子在智力测验中的表现就越差。研究人员发现，在各种认知测验中，父亲年龄较大的孩子所得分数远比那些父亲比较年轻的孩子低。其他研究显示，男性年龄偏大生的孩子还可能增加孩子患上孤独症、精神分裂症和诵读困难等神经系统发育不良疾病的风险。

　　专家麦格拉思也说："父亲年龄较大的婴儿和儿童在神经认知能力的测试中表现略差。"所以男性不要推迟生育年龄，应以 29 ~ 35 岁生育年龄最佳。

　　这样看来，30 岁的小蔡还要继续努力，保持身体健康，早日抱上"小小蔡"啊。

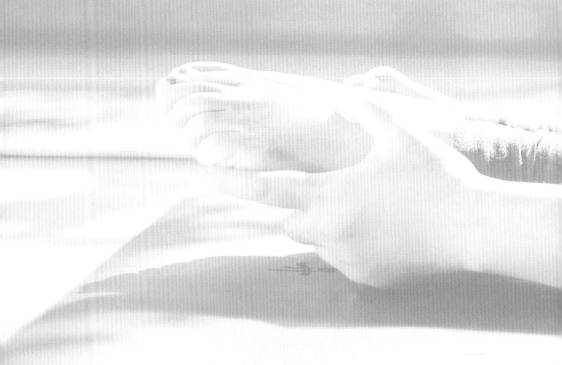

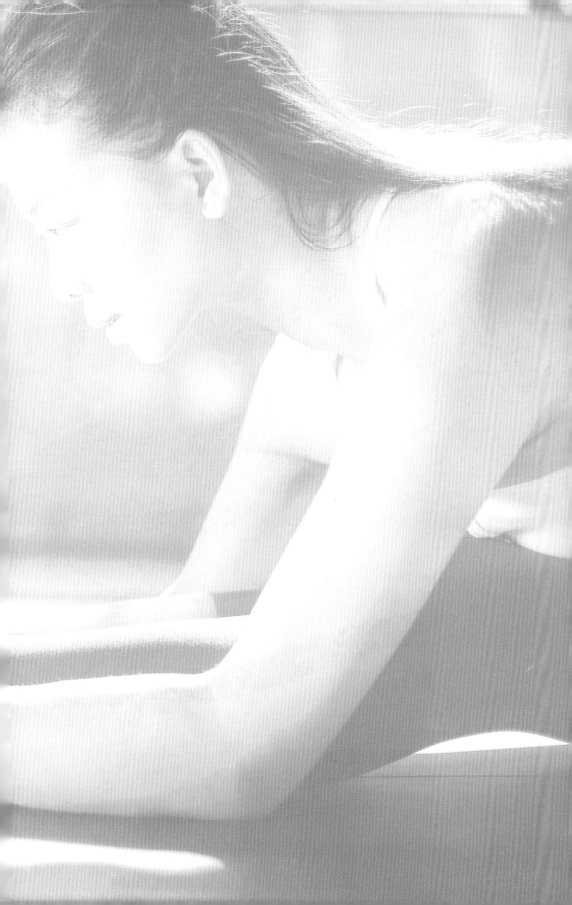

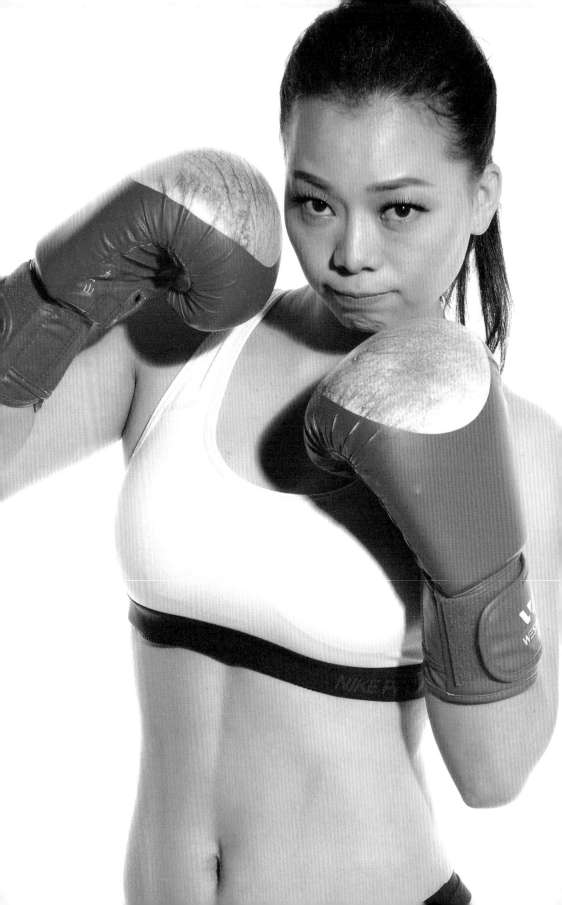

第 **6** 章

怀孕就可以放开吃？
别骗自己了

医生已经说了要控制体重，你怎么还在疯狂饮食？

孕期健身主要以体态和控制体重为主，但不是减肥；孕期体重控制在比怀孕前增加 25 公斤以内，是正常的。

怀孕后女人的身体会分泌大量的孕激素，如果产后孕激素水平不能恢复到正常水平，就会内分泌混乱，引发肥胖。

如果糖皮质激素分泌多了，就会刺激我们的大脑产生饥饿感，并且糖皮质激素会不断地提醒你"饿了，该吃东西了"，食量增大，而且要吃到甜食才会有满足感，最终的结果就是食物变成了脂肪，长成一身肉。运动和优质的睡眠可以将体内的激素水平调节到平衡状态。

如果孕期吃得多，又不运动，就会导致体重超标。严重肥胖会让很多孕产期的不良情况风险增高。均衡饮食、适当运动非常重要。

那么，如何选对运动方式呢？

很多人受益于运动，运动的确能改善很多慢性病，但是很多人却不知道如何选择适合自己的运动。最后觉得很辛苦，很难坚持下来，觉得没效果。先选择一项你觉得轻松又方便的运动去进行，然后再尝试自己喜欢却又不敢尝试的，最后尝试挑战和突破自己运动表现力的。这样下来，运动就不会是完成任务，而是身体和精神的双重享受。

孕期控制体重，除了科学饮食之外，还有合理的运动。孕期保持锻炼，对身体的塑造也是有许多益处的。

1. 对于骨骼，可以通过体态训练的课程促进好的身体姿态，保持肌肉力量和线条，防止或减少腰背痛，保持骨盆底肌的完整，促进其恢复。

2. 适量运动，可以提高心肺功能，减少孕期高血压的危险。

3. 合理饮食，降低妊娠期间糖尿病的危险。

4. 运动提高身体素质、肌肉力量等，可以缩短顺产的分娩时间，加快产后恢复。

5. 帮助减少和降低产后抑郁，增进孕期睡眠，帮助消化，减少便秘等。

当然，很多女性都会担忧孕期健身是否安全。

其实，每个女性的身体素质都不同，所以因人而异；不建议自己盲目地运动，可以找持有专业产前产后资格证书的教练上课。在专业教练的指导下进行背部以及四肢的轻重量抗阻力训练，进行骨盆底肌肉训练。

除了聘请私教，自己也可以通过日常锻炼提高身体耐力。

散步或者选择不压到宝宝、自己也觉得很舒适的瑜伽拉伸练习，放松肌肉，舒缓疲劳。如果有游泳池，水质也不错，游泳也是非常好的选择，但是目前很多游泳池水质有待提高，水质有待考究，所以不作为主要推荐项目。

孕期健身，建议每周 2 ~ 3 次，每次时间在 30 分钟左右，练习期间每练习 10 ~ 15 分钟休息一下，而且注意在运动前后及时补充水分。

小贴士

孕期避免做哪些运动？

孕期健身，重要的不是能不能运动，而是看你选择了什么样的健身种类。你每次运动了多长时间？你每周运动的频率是几次？你的运动强度在什么状态？

你以为孕期屁股疼是正常的？
这可能是"耻骨联合分离"

我朋友的太太怀孕 6 个月的时候，总是屁股疼，那时候天天痛得受不了，但是却不知道自己是怎么了。

这种痛有可能是耻骨联合分离。

朋友的太太在怀孕后期出现了耻骨联合分离，再加上生产宝宝是顺产的，结果就更加严重了，直接导致产后不能行走。因为疼痛剧烈，卧、坐都困难，全靠双手和胳膊支撑，可以用"痛不欲生"形容。当然耻骨分离并不是所有"准妈妈"身上都会出现，一般情况下妈妈们生完孩子之后慢慢就不痛了。

耻骨位于髋骨的前下部，可分为耻骨体及耻骨支两部分。耻骨体构成髋臼的前下部和小骨盆的侧壁。由体向前下内方伸出的骨条叫作耻骨上支，继而以锐角转折向下外方叫作耻骨下支。耻骨上、下支移行处的内侧面为一卵圆形粗糙面，叫作耻骨联合。

怀孕后，由于孕激素的作用，耻骨韧带会松弛，耻骨之间距离会增大，可达到 9 毫米左右。有感觉疼痛的"准妈妈"，两边的耻骨分得太开了，超过了 10 毫米，这种情况就叫耻骨联合分离。

如果在怀孕前 6 个月备孕期间就加强健身，可以增加肌肉韧带张力、骨密度、身体的稳定性，减少耻骨联合分离。健身还可以调节身体内的激素水平，对孕激素的敏感程度也会有所降低，同时备孕期加强抗阻力的训练，身体的骨密度也会不同，加强臀部和下背部的力量练习，增加骨盆承重能力。加上及时地补充钙质，可以避免孕期受这个罪，可惜很多人总是在事情发生时才去找医生。

关于解决孕期的耻骨联合分离疼痛，如果痛得不是很厉害，可以尝试用局

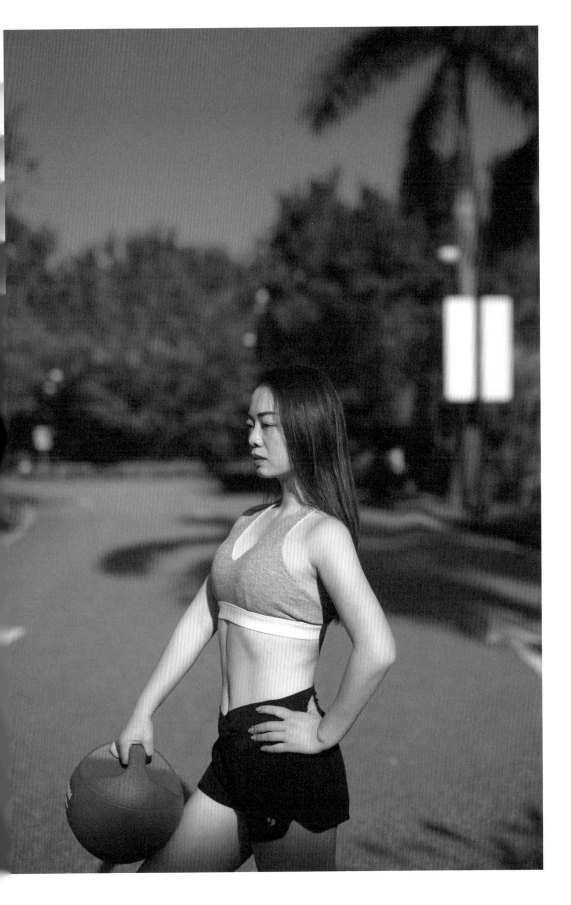

部热敷、轻柔按摩的办法；还有"准妈妈"可以在睡觉时在两腿膝盖间夹放一个枕头，以增加流向子宫的血液，坐的时候也可以尝试用靠枕缓解身体的重心压力。

孕妈们平时不要坐或站立太久，不要总弯腰、搬重物，可以让家人经常帮忙按摩身体，帮助放松，减轻身体疲劳感。

产后恢复期间耻骨联合分离主要是手法加运动相结合，但是一定要注意的是，耻骨联合分离痛的准妈妈在产后半年以内，不要做跑跳类运动和深蹲的练习，也要避免箭步蹲交叉站立的动作和仰卧开合腿练习，发力控制得不好，很容易导致耻骨错位。

彻夜难眠辗转反侧，
孕妈妈都懂的痛

  我的作家朋友小情，她属于孕期很辛苦的类型。整个怀孕期间她一直在失眠，遭遇了严重的孕期水肿（她告诉我感觉脚踝肿到整只手指可以戳进去），身上还出现了各种难忍的瘙痒。整个人变得无比臃肿，原本自己和家人想要顺产，但最后被紧急剖宫产。几年后我生了二胎，笑她要不要再来一个，她说这辈子打死都不会再想生孩子了。

  人在压力比较大的时候，通常会有两种不同的反应：一种人会变得非常激动，心率变快，感官更加敏锐，思维速度也变快。这种人看起来抗压能力非常强，在压力大的环境下反而更能干成更多的事情，但是对这类人来讲后遗症也比较大，因为有的时候会"关不掉"本能的神经抗压机制，很容易变得头痛失眠；放松，变成一种难以企及的"奢侈"。

  还有一种人在压力比较大的时候正好相反，不会感觉到有更多的能量，而是变得非常容易疲劳。没有做什么事情就已经身心疲惫，失去了做事情的动力。这类人会回避各种冲突，逃避压力的环境。同时非常容易有悲观的心态，容易抑郁。

  怀孕，应该是每个孕妈妈最紧张的事情了，紧张则积聚压力。

  当我们的感官收集了外部的信号反馈给大脑，大脑在很多情况下会把一个压力的事件解读为是一个威胁；既然是一个威胁，就需要拉响警报，也就是发起主动神经系统的一个即时反应：

  这个反应是生理性的，被激活的交感神经系统启动了身体的化学机制，身体的血液系统立刻产生好多种激素：皮质醇、去甲肾上腺素等。这些物质会让感官更加敏锐，同时也会让心率和血压更高，头脑也更加活跃。在这种交感神经主导的模式中，人就会极易有连带的情感模式，比如：愤怒、焦虑和怼人冲动，人也变得有进攻性。即使威胁解除，化学的残余不一定马上可以从人体血液系统中百分百地被清除，这样的"紧张素"就会慢慢地积累在身体内部。

所以我们需要的不是去掉压力，而是修改一下我们本能地对压力的反应机制。

瑜伽和跑步是可以做到的：瑜伽练习可以改造一个人的神经系统，让我们对外部事件和刺激的反馈更加平静和平衡。而跑步的时候，你的肺需要在横膈膜和胸腔的帮助下，完成每一次的呼吸，可以帮助我们排除体内的二氧化碳，当我们跑步的时候血液得到更好的循环，提高我们的身体免疫力，跑步的同时还可以帮助体内的酸碱度平衡，同时会释放多巴胺，让我们的情绪更加愉悦和积极向上。

我们很多时候改变不了外部的人和事，但是我们可以通过练习瑜伽和跑步让自己更愉悦和积极。

大部分女同胞怀孕后，体内激素状况改变造成情绪多变。

很多学员，她们有些担心孕期不能更投入性生活，先生会忍不住出轨；有些担心宝宝发育得不好，会不会不健康；有些看到身边其他人，生了孩子就"胖若两人"的样子，担心自己怀孕生孩子后身材也变形，总之，各种郁闷。

其实，孕妈妈心情不好是正常的，可是总是心情不好会影响到肚子里的宝宝。孕妇的消极情绪会对下丘脑造成不良影响，宝宝出生后情绪不稳，爱哭闹，孕妇发脾气心情郁闷，会导致孕妈血压升高，出现阻碍胎盘血液循环，胎宝宝缺氧影响发育。

孕妇情绪的变化会引起内分泌和血液成分的变化，从而影响胎儿的生长发育，严重的会导致宝宝早产或死亡。相反，如果孕妇心情愉快轻松，胎宝宝受到这种情绪的影响，会生长发育得更快。而且宝宝出生后，性格开朗，就连情商或者智商都会更高一些。

但是不用担心，只要适时调整就没有关系了，莫名伤感、焦虑，每个人或多或少都会有一点儿，但是很多人却不知道做运动可以缓解孕妇的心情。

瑜伽有舒缓情绪的作用。在进行瑜伽练习时通过意识调整呼吸，运用姿势调整身体平衡，通过放松激发人体自身能量促进健康，最终可以达到控制自己心智情感的效果。

另外根据科学研究发现，情绪上的压力如烦恼恐惧、缺乏安全感等，会产生一种体内化学物质进入血液循环。压力持续时间越久，对重要的脏腑器官组织就会造成相当程度的损害，而瑜伽运动部分扭转动作和深度的拉伸放松，可以压缩体内的腺体，使其保持在平衡状态。

对于第一胎孕妈妈来说，分娩时不免激动和紧张。如果在分娩时孕妈妈过于紧张，身体的神经和肌肉全部处于极度绷紧的状态，很容易导致分娩开指速度变慢，影响分娩的进程。所以分娩时情绪稳定的孕妈妈，宝宝出生会相对快些。

想要分娩速度快的孕妈妈，在产前一定要学会控制情绪，避免大悲大喜。同时准爸爸还可以给孕妈妈足够的关心和爱护，减少孕妈妈产前紧张感。

孕妈妈腰酸背痛？
试试用"情绪肌"缓解

很多新手妈妈容易因为抱孩子的姿势不对导致手痛，这是因为我们身体从孕期开始分泌松弛素，它能软化子宫颈，帮助盆骨打开，也会让你的关节和韧带松弛。而产后妈妈刚刚经历过分娩，身体没有完全恢复，很多之前又缺乏锻炼，抱孩子时容易出现姿势不正确，长此以往就会腰酸背痛甚至弄伤关节。

孕期中的宝妈出现手腕和手指关节肿痛比较常见，这是由于妊娠期分泌的松弛素导致的。松弛素使宝妈的筋络、肌腱、韧带及结缔组织变软、松弛或水肿，手腕会出现麻木或者疼痛的现象，偶尔还会伴有针刺或烧灼的感觉，我们称之为"孕期腕管综合征"，俗称"妈妈腕"。

一般早晨会比较严重，白天活动后可缓解。如果肿痛难以忍受，可以用温热水浸泡一会儿，然后通过按摩舒缓不适，也可以尝试在产后 12 周以内，松弛素还没有消退前，抓住产后黄金期，通过瑜伽的反方向拉伸帮助肌腱和韧带恢复，促进血液循环，也可以请专业人士进行针对性的康复训练。

尽量避免手部过于用力或持续性的活动，例如长时间玩手机，注意饮食，适当减少盐分摄入，预防水肿。

在孕期学习育儿的过程中，准妈妈们在练习如何喂奶、抱娃等动作时，可以有意识地进行姿势的训练，例如：抱孩子时一定要记得不要挺着肚子，这样容易导致盆骨前倾；喂奶时最好不要过于弯腰，可以找一个小凳子，把抱宝宝方向的脚垫高，不用将就喂奶的姿势。因为长时间保持错误的弯腰姿势，以及手臂过于用力衬托孩子容易导致含胸驼背，脖子前引，长期处于这种状况，很容易导致腰椎、颈椎受伤。

我的独门自创秘招：放松情绪肌。

在我的孕期培训课程里，我把肩颈和小腿肌肉的放松，贴了一个特殊的标签：情绪肌。

那还是十几年前的时候，我给 CBA 篮球队做几个月短暂的篮球宝贝，很多时候篮球运动员们中场会坐在椅子上或者地板上休息，可是每一次起来，进行下半场比赛的时候，他们都会觉得身体肌肉和精神非常疲惫。

有一次中场休息，我在旁边给一名运动员做了小腿的放松，他突然跟我说：你这哪里是肌肉放松呀，简直是运动兴奋剂，我突然感觉身体变得轻松了。后来很多运动员都央求着我帮他们进行小腿的放松，有一次一名运动员跟我说：那种感觉，就像肌肉背负着承重的东西，然后卸下来，感觉肌肉被放空了一样，重新激活了能量，觉得很神奇。我跟他们调侃那是我发明的情绪肌的放松法。

我的孕产学员，也会经常遇到精神压力大、焦躁失眠的状态，我尝试着用同样的方式帮助她们放松，她们很多人都跟我反馈，每一次进行情绪肌的放松，都感觉时间能够过得慢一点儿，不要那么快下课，那种感觉很神奇，很享受希望不要马上结束的一种体验。

从备孕到孕期、产后恢复的课程里，我都会给我的学员们进行情绪肌的放松。

过去那些年，我所有的会员，他们对每一节课后的情绪肌的放松都充满了期待，我有学生这样形容：每一次情绪肌的放松，可以让自己心情愉悦、身体享受。很多时候，当我帮助她们做情绪肌的放松后，再借助头发的作用，帮助放松大脑皮层的神经后，很多人很快就入睡了。

Vieeo 小贴士

这是我第二胎时忽略的一点。我平时帮小孩换尿布都是在床上和沙发上进行的，这等于我每天都要保持不科学的弯腰次数且风险在增加，那段时间我明显感觉到我的腰酸痛，于是我及时调整了换尿布方式，选择了家里高度适当的桌子，后来加强了腹部力量和下背部力量的练习，腰部没有明显出现酸痛和无力。

为了防止长期弯腰导致肌肉劳损，任何时候我们弯腰去抱孩子时，都要注意姿势的正确。比如宝宝洗完澡倒水，很多人为了节约水，会把宝宝洗完澡的水倒进马桶里，这时候要记得偷懒让孩子的爸爸做。如果实在因为忙，当场没人帮忙，就先把水倒出去一部分，剩下的水量在自己可承受范围时，再提起。这时候，一定要收紧核心肌肉（也就是收腹），这样可以保证核心用力，避免腰背部受伤，更重要的是骨盆底肌肉不要发力，手腕不要放松，避免松弛状态时期，导致关节受损。

同理，所有需要搬抬的动作，都应该注意姿势的使用。

分娩时痛不欲生？
做这些运动有助于分娩

如果你选择了自然分娩，那么产前就要多运动，尤其是利于分娩的运动，这样不仅可以减少分娩时的一些痛苦，还有助于快速顺利的分娩。

第一，肌肉力量的练习

很多人都知道，把肚子里的宝宝从阴道里生出来，却不知道把宝宝从肚子里生出来需要产力，而产力就是将胎儿及其附属物从子宫内逼出来的力量，包括子宫收缩力、膈肌收缩力、腹壁肌等。

其中非常重要的就是子宫收缩力，宫缩又代表着子宫收缩力。

如果孕妈妈发现自己长时间并且有规律的宫缩，那就说明宝宝要出生了。如果孕妈妈在生产时子宫收缩力不足，分娩速度就会缓慢很多。所以孕妈妈要在分娩时懂得腹部用力。

那么备孕期和孕期都建议增加抗阻力训练的，包括增强肩臂肌肉力量；臀腿肌肉力量的运动；腰背肌肉力量的运动，最重要的是对分娩过程有重要作用力量的盆底肌肉、腹肌和背部的肌肉，可以帮助放松骨盆关节，为顺利分娩打下基础。有助于产妇分娩后迅速恢复身体的各个部位，如使腹部肌肉保持弹性，防止皮肤松弛以及避免哺乳后乳房松弛、下垂。

另外，备孕期和孕期在专业的孕产教练指导下进行盆底肌锻炼，这样既有助于顺产，又可以有效防止产后盆底松弛，降低产后漏尿的概率。

关于腹部的肌肉力量训练，从备孕期就要开始了，而很多人并不知道，所以生产的时候就会导致自己和助产师非常辛苦。

加强腹部力量的健身动作很多，比如：平板支撑、卷腹部等。

但是隔行如隔山，我以前遇到很多学员不知道如何寻找肌肉局部发力的感觉，连局部控制腹部的能力都比较弱。

如果你也是这种学员，不要急，先到镜子前观察呼吸时腹部隆起和收进去的变化，然后在呼吸的时候，不要腹式呼吸，转换用胸式呼吸，控制腹部，收紧它不要隆起，慢慢地你就会知道如何腹部局部发力了。

如果你觉得很难，那么也没有关系，不用焦躁，可以去健身房找专业的教练指导，我很多会员不用 5 分钟就学会了。

当然，如果想要分娩时有足够的产力，也要在临近预产期时多注意产检结果，查看自己是否有贫血的现象；还可以通过补充食物为自己提供足够的营养成分，从而增强分娩产力。

第二，加强心肺练习

孕期进行适当的心肺练习，可以促进孕妇的血液循环，增加心肺的吸氧量。心脏和心血管得到良好的刺激，可以有效地增加心肺功能和耐力，同时可以提高身体代谢功能，调节大脑皮质功能，使人心情愉快，促进肠胃蠕动，增强消化功能。从而也帮助改善孕期身体容易疲劳的状态。

适当的活动锻炼，更能够帮助准妈妈和胎儿血液循环，对于宝宝发育是非常好的，同时也减小了难产的概率。

心肺练习不一定要跑步，孕期选择晚上户外训练不安全，冬天风大也不适宜户外训练。

可以选择其他运动方式进行替代。例如爬楼梯不仅能锻炼大腿和臀部的肌肉，也能促进宫缩，最好有人陪同，游泳不仅可以缓解身体疲劳，也能有利于顺产分娩；或者天气好的时候也可以和先生一起去公园快步走 10 ~ 15 分钟就能缓解紧张的心情。

条件允许的情况下，还可以到健身房找专业的孕产教练指导，进行功能性训练。

研究发现，经常锻炼的孕妈妈比不锻炼的孕妈妈患焦虑症的概率下降四分之一。

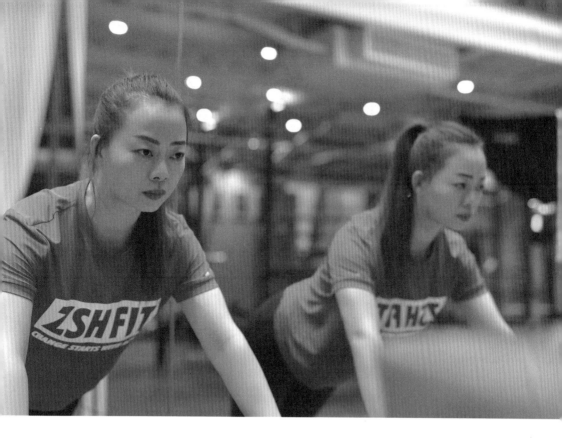

Vicco
小贴士

　　孕妈妈在运动过程中以自己感到舒服为宜,不需要苛求自己达到很高的运动表现力,也不必模仿明星过分追求孕期瑜伽的高难度动作。

　　不做跑、跳,不做所有剧烈的运动,也不能做需要腹部趴下的动作。如果运动中出现不适的感觉,就要立即停止。

　　必须强调的是,如果孕期有妊娠合并心脏病、糖尿病且血糖不理想、高血压且血压控制不佳、严重的呼吸道疾病等,都不适合运动。

　　此外,前置胎盘的准妈妈,或有流产、早产的症状,比如反复阴道出血、下腹痛的准妈妈,也不提倡运动。

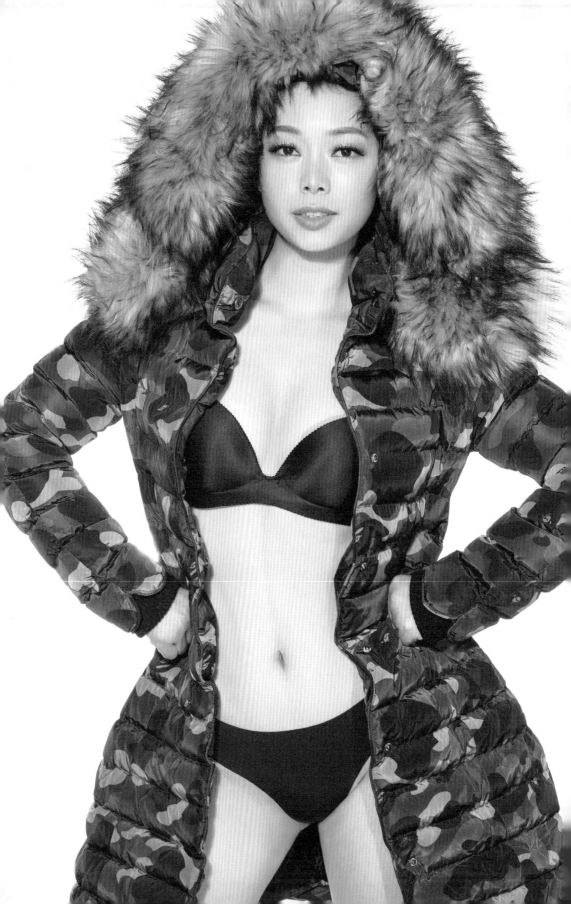

所有产后妈妈
都身材臃肿，
毫无性吸引力？

"产后恢复黄金期"真实存在吗？

经历生育阶段的女人身材都会发生变化，也只有做了妈妈的才能真正明白为了生宝宝自己要付出多大的代价，不管身体上还是心理上。

所谓"窈窕淑女，君子好逑"——流畅的曲线、健康的身姿，是每个女人一生不断追求的目标。如生完宝宝没有及时的恢复，那么产后引起的病痛、身材变形的折磨也会伴随女人的一生。

可是如何在产后养育孩子、工作和恢复身体两不误是我从事18年女性健身工作中很多产后妈妈们都会遇到的难题。

我帮很多产后会员做身体评估的时候，她们总是跟我说，教练我能快点儿减下来吗？我这身肉多久能减下来？

我是过来人，生了两个孩子，特别能理解她们的心情。但是十月怀胎，营养的东西没少吃，很多人担心胎儿出问题，很多时候是光吃不练的。所以，才有了生完孩子"胖若两人"的情况发生。

我作为一名健身教练，曾经就因为从事管理工作之后种种原因，而耽误了第一胎产后恢复黄金期，所以我非常理解你的忙。

产后抓紧黄金时期做恢复，很有可能比产前的身体和身材变得更好，但是提醒：产后恢复不只是瘦身，如果你不知道如何给自己做产后恢复，我还是那句话，专业的事情，交给专业的人做吧。

你是骨骼医生，你会给产妇接生吗？

你是离婚律师，你会做企业管理吗？

你是企业老板，你会给自己打针吗？

每个领域都有每个领域的学问，产后恢复不光是恢复身材和体重。

曾经有教练跟我说，让我帮她想办法，让她的学员，生完孩子第7天就离开月子中心，到健身房跟她上私教。

我当时就觉得大家对产后恢复的黄金期有严重的理解误差。

我要如何让很多在朋友圈看到所谓的黄金期几个字就大做文章的行业新人及时刹住车？

生完孩子马上就进行高强度的运动恢复肯定是很不可取的，所谓"欲速则不达"。急着变瘦跟急着把工作做完、急着读完一本书，效果其实是一样的，容易有漏洞。

凡事都有两面性。有想要变得更自信的心，一点儿都没错，只是在安全有效、不影响健康的本质情况下进行，将会更持久，不那么容易反弹，就算进行低强度的体能恢复也必须因人因体质而行。

产后第一个月肯定不是靠健身来减肥的最佳时期。

但是也不要在月子里吃得太多，变成"月子肥"。我很多学员都是孕期体重保持得不错，反而在产后一个月内胖十几斤。

产后第一个月是子宫和孕期被胎儿挤压的内脏需要恢复的时候，坚决不可以做剧烈运动，当然也要适当地活动活动，这样有利于恶露排得更好，这样有利于子宫的恢复；进行一些运动强度非常低的体态恢复的练习，有助于产后体态的恢复；可以在产后1周后进行骨盆底肌的恢复练习。

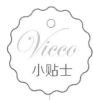
Vicco
小贴士

产后1个月为什么要坐月子，因为这些部位需要恢复时间

（1）产后有侧切或者阴道撕裂伤者，会阴愈合需要1～2周。

（2）子宫从孕期那么大一个球体到恢复原始状态需要4～6周。

（3）尿道恢复也需要6～8周。

（4）腹壁被撑大变得松弛，肌肉纤维需要6周才恢复。

（5）被挤压的内脏需要2周才能恢复。

（6）关节、松弛的肌肉韧带，需要12周左右才能恢复。

第7章 所有产后妈妈都身材臃肿，毫无性吸引力？

"产后恢复"从何开始？

产后恢复，肯定不是一开始就做高强度的运动，产后你身体的能力也做不了，高强度的运动，循序渐进才是王道。

通常先要完成一个身体评估，包括：

（1）骨盆底肌的测试。

（2）常规的 INBODY 做一个身体成分分析，得出水分、蛋白质、脂肪百分比、腰臀比例、基础代谢、BMI、生理年龄等健康分数。

（3）进行一个 5 ~ 8 分钟的心肺耐力测试。

（4）肌肉爆发力和耐力测试。

（5）柔韧度测试。

（6）协调性的测试。

（7）产后抑郁的测试。

（8）身体围度的测量。

（9）体态是否中立位分析（是否高低肩、颈椎前引、骨盆前倾等。）

（10）精确的身材分析（是否胸部和臀部下垂外轮，如体脂超标，必须要分析脂肪分布于全身哪些部位，以及通过腋下和胯下的颜色评估孕激素是否恢复正常值，是否有妊娠纹等）。

（11）最后根据各项数据，综合给出一个产后恢复的计划，再开始执行产后恢复的课程。

很多孕产妈妈在孕期比较少运动，身体的敏捷度也会在产后变得弱一些，而关节总是咔咔不经意地会松并且发出清脆的声音。

其实这时候产后妈妈的骨骼和关节最容易因为不正确的姿势和生活习惯，

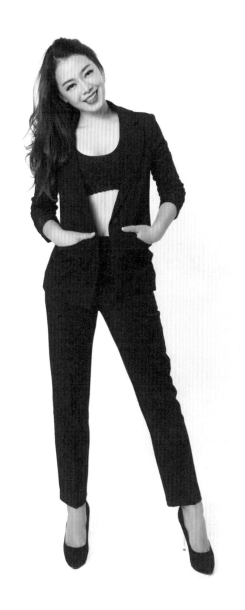

留下很多所谓的月子病，之后你会发现颈椎不好使了，腰总是酸，膝盖容易酸软等，都是因为此时养成的不良习惯造成的。

不管是顺产还是剖宫产，生产完一周左右可以下地走动，早晚一次，每次坚持15 ~ 20分钟。不要老是躺在床上，也不要大补特补，以鸡肉、鱼肉蔬菜搭配为主，但所有的零食和油炸食品都不要吃。

产后做专业瘦身训练的时间，因人而异。剖宫产建议 3 个月后，根据每个人的体质和伤口恢复水平，决定开始训练的时间。顺产在产后 30 ~ 42 天之后，如身体无不适就可以进行产后恢复的练习。只要你可以突破自己的毅力遵循着产后恢复建议的运动强度和掌握动作要领，你会发现出现在镜子中的你是那么苗条、结实，充满了和谐。

我一直视产后恢复为我们女人的第二次生命绽放，产后 1 ~ 3 个月是我们女人心理最脆弱、生理最虚弱的时期，这段时间的恢复好坏关系到身心的终生健康。我们女性的很多疾病是产后恢复不全留下的隐患，而我们传统的家庭式"坐月子"主张"大吃静养"，对产妇的身体恢复存在诸多不利。

很多生产后缺乏调养的产妇，体重恢复稍微难一点儿，胸部疼痛、脱发、便秘的发生率也会达 20% 左右，头晕、头痛的比例增加 30% 左右，内脏方面的问题也占了 17% 左右，心悸者增加了 22% 左右。所以产后恢复对我们非常重要。

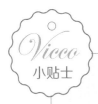

小贴士

产后恢复主要恢复什么呢？

（1）因孕期不良体态调整要及时。

（2）产后养好内分泌很关键。

（3）产后骨盆底肌恢复不可忽视。

（4）循序渐进恢复正常体重。

（5）胸腰臀的曲线雕塑。

总之，利用产后黄金期对自己的体形、激素水平进行综合调理，使机体尽快达到最佳平衡状态。除子宫卵巢、形体形貌等恢复外，还应包含各个组织机能的恢复。

失去少女感是因为
"拜拜肉""虎背""四方臀"

　　我遇到的产后妈妈们，几乎都饱受身材变形的困扰，怀孕、生产、坐月子，让她们的身材离少女之路越走越远，其中一个非常集中的问题，就是臀部的松弛变形。

　　尤其是本来就没有运动习惯的女性，加上传统"坐月子"思想的影响，硬生生地把自己的屁股坐成了"妈妈臀"——臀部中间位置凹进去，整个臀部明显是四方形的。

　　生完孩子后，因为背部脂肪变厚，手臂肌肉松弛变粗，在大臂内侧腋窝下边，经常会生有两片赘肉，位于肱三头肌（上臂后缘）的位置，我们形象地叫它"拜拜肉"。

　　因为肌肉面积大，使用机会少，如果缺乏练习，这两片软趴趴的肥肉，就会让整个身材显得比较臃肿，为之所苦。

　　为什么生过孩子的女人会有拜拜肉？

　　原因一：孕期，我们会经常使用下手臂，但是由于很多"准妈妈"缺乏运动，所以上手臂的肌肉比较难活动到，这样就容易造成脂肪积存及肌肉松弛。

　　原因二：由于大臂经常处于不运动的状态，淋巴循环不畅通，水分会滞留在内侧位置，形成肿胀。容易导致手臂内侧肥胖，再加上脂肪堆积，逐渐就形成拜拜肉。

　　原因三：经常弯腰驼背，会令斜方肌、三角肌和三头肌处于松弛状态，久而久之令脂肪堆积在手臂及肩背位置。

　　如何和"拜拜肉"说拜拜？

　　可以请专业的私人教练制订有效的计划：①减去全身整体多余的脂肪；

②进行手臂力量训练让整个手臂变得紧实；③每天进行肱三头肌和三角肌的拉伸，让手臂线条变得更修长。

另外，又宽又厚的虎背，是什么原因造成的呢？

（1）你真的胖了，全身的脂肪都堆积起来了。

（2）你的肩胛骨已经跑位了。

圆肩含胸驼背是导致肩胛骨跑位的关键因素，也是把背部肌肉拉长整个后背变宽的因素。

除了通过运动减去多余的脂肪，赶走虎背，非常关键的是体态调整开肩的训练，平时生活中注意挺胸，就能帮助肩胛骨回复正确的位置，避免背部脂肪继续累积。

平时还可以通过去健身房参加芭蕾形体课程、毛巾操课程、爵士舞课程、瑜伽课程等不同运动来增加手臂和肩部肌肉线条的流畅度，帮我们塑造和收紧手臂的肌肉线条，通过不同的运动形式多方面地达到摆脱"拜拜肉""四方臀""虎背"，回归少女感。

很多人认为锻炼哪里就能减掉哪里的脂肪，于是为了减小肚子每晚做几百个仰卧起坐，为了锻炼蜜桃臀每天做 200 个深蹲，为了甩掉拜拜肉每天 100 次举小杠铃，这都是错误的！

要知道，脂肪的堆积是全身性的，男人腹部脂肪堆积得最快，而女人臀部、小腹及腰部脂肪堆积得最快，然后才是四肢。因此减脂也是全身性的，并且正好相反，四肢减得最快，腰腹和臀部减得最慢。从来没有锻炼哪里就减哪里这种说法。

减脂到一定的程度，就需要做曲线雕塑。

当然臀部紧致不光是美观、性感，更是为了规避臀部和大腿松弛造成的妇科健康问题。很多人不知道，大腿和臀部的松弛，也会直接导致阴道松弛。一旦阴道松弛就会出现皱皱，久了容易滋生细菌，容易形成妇科炎症，妇科炎症又容易导致输卵管堵塞，这样对整个身体就会产生恶性循环。

无论是锻炼蜜桃臀，还是甩掉拜拜肉，我们都要知道，所有的塑型训练，都建立在减脂的基础上。如果身上脂肪过多，即使练出肌肉，也无法凸显肌肉的线条，因为你的脂肪都被挡住了。

因此，塑型和减脂应该是相得益彰、互相搭配的，一个劲地只练习某个局部的动作，是永远达不到你看见的"名模"效果的。

另外值得注意的是，肌肉的锻炼除了运动塑形之外，还必须给予肌肉足够的休息时间，每一天练习相同部位的效果最终就是没有效果。因为你的肌肉得不到休息，无法生长恢复，就无法塑造你期待的肌肉线条。

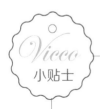

小贴士

生活中增加少女感的注意事项

除了通过以上方式改善，生活中随时注意保持不要耸肩、含胸驼背，不要总是单肩背背包负重。而要尽量把肩部端平，挺胸收腹。每天背对着墙壁，靠墙壁站5分钟，站的过程中，让肩和臀部、小腿同时贴紧墙壁，并且把肩部往下压，腹部收紧，平视前方。还有结合以上运动的训练改变身体肌肉饱满度和线条，同时坚持经常靠墙壁的方法循序渐进地练习3～6个月，整个人的身体被拉长了，视觉延伸了，身体挺拔了，少女感就展现出来了。

哺乳的女人，
她们的胸部都不再挺拔了吗？

在学员咨询的产后问题里，除了体重问题、漏尿问题，咨询最多的莫过于胸部变形的问题了。

大部分学员生完孩子、戒奶之后，发现胸部从有奶水时的丰满，到戒奶后松弛下垂，整个过程几乎没有商量的余地，自信心大打折扣。但是很多人不明白，为什么自己的胸部会在戒奶后松弛下垂。

有些女性会穿一些塑身内衣，希望能把胸部丰满的感觉继续保持，但是脱掉内衣，胸部依然是掉在肚子上的，这只是自欺欺人罢了。

胸部变形的原因主要有：

第一，怀孕时身体内的激素水平、脂肪、乳腺组织都会发生改变，从而使胸部为了哺乳变大。但是产后体内的激素水平降低，脂肪、乳腺组织快速减少，而喂奶时被撑大的胸部表皮肌肉纤维被拉长后没有及时地修复，就会变得松垮了。

第二，喂奶的姿势和习惯。很多人喂奶只是一味地喂单边，胸部就会大小不一。用吸奶器用力地吸奶，这也是导致胸部变形的原因。

至于如何让胸部降低变形下垂呢？

答案依然是：运动！

产后及时地加强胸部训练，能够促进胸部乳腺和淋巴系统的畅通。

在抗阻力训练中，胸部的血液循环提升；而加强胸大肌和胸小肌的力量训练，能够帮助从里层给予胸部更好的支撑力量。同时胸部肌肉纤维被刺激，加速了胸部组织细胞的新陈代谢，可以帮助胸部的肌肉变得紧致并恢复弹性，帮助改善下垂和外扩的现象。

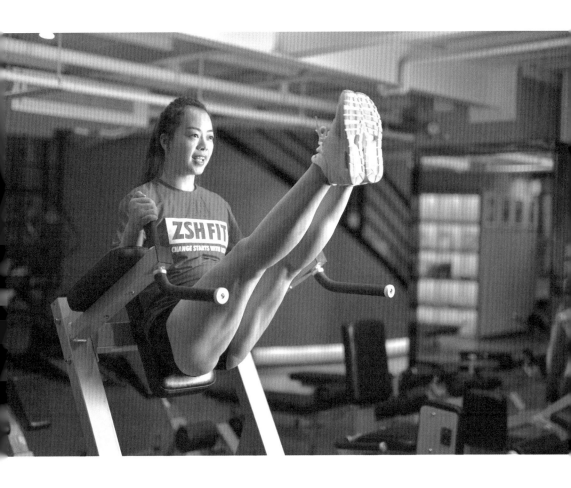

Vicco
小贴士

哺乳期运动，不但不会影响哺乳，而且只要补充足够的水分，还可以有利于胸部的血液循环。

健身时，为了不因涨奶而影响训练进度和效果，建议每次先喂完奶，再健身。

健完身后，洗完澡清理干净乳头，喝一杯温热水再喂奶。

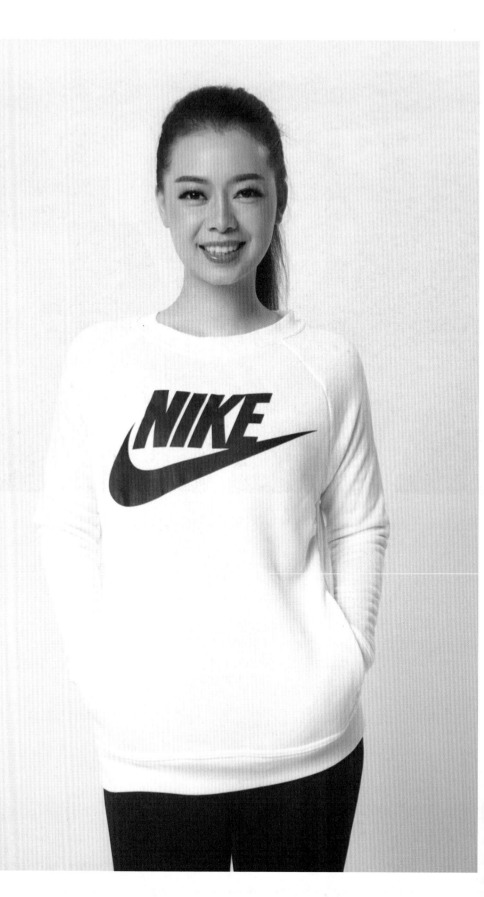

明明已经卸货，
为什么肚腩还这么大？

最新研究表明：女性紧致的小蛮腰和马甲线比丰胸更吸引男性，这颠覆了一般人的认知。

而我在生完孩子后，也不得不承认岁月是把杀猪刀，能生完比没生时还瘦的，毕竟是少数。多少妈妈像我一样生完孩子之后，时时刻刻都要提醒自己少吃一点儿，多动一点儿，不然，就得摸着腹部赘肉，看着衣橱里再也穿不下去的衣服，只能"犹叹当年小蛮腰，看今朝，空余恨，一身五花膘"。

我是在重庆海悦荟做培训的时候认识的阳阳。10 个产后妈妈有 9 个半都跟四川妹子阳阳一样，产后在健身房挥汗了几个月，体重已经达标，可是小肚腩依旧还在……阳阳觉得很纳闷，身体哪儿都不胖，单单肚子上脂肪不少……而她的闺密，天生就很瘦，产后也很快瘦得连胸都没有，只有两颗小绿豆了，可就是肚子也还跟阳阳一样，一直凸出来。

经观察，我发现阳阳小腹隆起并不是因为胖，而是因为驼背导致的脊柱拱起、下腹凸出……

于是我让她靠墙站立，她在无意识的情况下，臀部是没有靠近墙壁的，于是我引导她把臀部、背部贴墙上，当我把手从腰后面放进去的时候，插入一只手，居然可以容纳一个拳头，而她的臀部并不是天生很发达、很翘。

后来阳阳还跟我分享，生完孩子之后，自己好像有点儿驼背，而且特别容易后背痛，感觉总是挺不直腰；或者有时候会觉得颈椎酸痛，肩部发麻。

我告诉阳阳，你的脖子前引，同时骨盆前倾了。

当然通常大家在家里自测，如果是腰部只能插进去一个手掌则表示正常没有前倾。

这是很多产后妈妈都有的问题。怀孕期间，我们因为肚子越来越大，而身体往后，肚子往前顶，骨盆前倾。产后虽然卸货了，肚子的重量不在了，不少妈妈还习惯顶着肚子，加之随着孩子体重增长，经常需要抱着她走来走去，日积月累，你会发现自己的腰也跟着酸了起来，不知不觉骨盆慢慢地前倾过度了，没有及时地发现、调整，最后骨盆前倾就越来越厉害了。

正常人的骨盆都有微微的前倾，当前倾角度过大，它就成了一种错误的姿势，并且危害我们的健康。首先是外形，骨盆前倾会让我们的肚子凸出，即使你很瘦，仍然会看上去小腹凸出，从侧面看站得好像只虾，臀部松垮垮、下垂。接着是腰椎长期承受过大的负荷，腰酸背痛就找上了门，甚至膝盖、大腿、肩颈等多个部位都会受到牵连。

换句话说，阳阳这类产后妈妈，只需要找专业的产后恢复老师，产后及时做康复训练进行体态调整，平时不再弯腰凸背。生活中，多注意挺起腰、收起肚子，时刻记得头顶有根无形的绳子在拉着你，让身体处于中立位。养成控制体态的意识，以量变求质变。

坚持下去就会有意想不到的收获。小肚子不凸出来，马上就会显得挺拔。

除了骨盆前倾的问题，还有很多人是脂肪堆积的原因。

通常脂肪的堆积是全身性的，只是有的部位堆积得快一点儿，有的部位堆积得慢一点儿。男人一般腰腹部脂肪堆积得最快，而女人的臀部、小腹及腰部堆积脂肪最快，最后是四肢。

大部分人，产后普遍缺少运动，长期坐在沙发上陪孩子玩，电脑前工作、陪宝贝睡觉也是躺在旁边刷手机、窝在沙发里看淘宝和刷屏，因为生活作息习惯，我们的核心肌肉群力量就会变得很薄弱，腰腹是脂肪最易堆积的部位。

（1）腰腹部堆积顺序靠前。

（2）腰腹部器官很多，器官堆积顺序靠前。

（3）长期久坐，腰腹血液循环差，脂肪滞留。

导致各个部位的减肥效果及速度大不相同：四肢减得最快，腰腹和臀部减得最慢。

所以，当你身体其他部位都瘦了，而肚子上顽固的脂肪还是需要继续花时间坚持练下去，并消耗掉。

在减肚子这点上，吃的作用大于运动，很多人之所以苦练却收不到好的成效，拼命地练肚子上的肉就是不掉，就是饮食出现了问题。

Vicco
小贴士

除了训练，还需要多喝水；想要消除小肚腩，每天一定要保证充足的饮水量，喝水可多次少量地进行。

多吃绿色蔬菜和水果：水果与蔬菜不仅能为身体补充能量，还能提供身体必需的维生素和矿物质，而且热量低。

增加蛋白质的摄入，减少碳水化合物的摄入：蛋白质可以为身体提供能量，促进脂肪的燃烧。提高锻炼带来的效果。

跟大家分享改善大肚子和前倾的动作，我最喜欢也是我每一个会员都做过的、最简单的"万能的靠墙法"。

（1）靠着墙。

（2）让后脑勺、肩背、臀部、小腿都靠在墙上。

（3）用2～3秒深吸一口气，然后停顿一会儿，用5～10秒的速度从牙缝里慢慢地把腹部里的气吐出来，注意吐气的时候，肚子是往里收紧的。

（4）吐完气之后，腹部不要马上放松，而是换胸式呼吸，再吸一口气，继续从牙缝里吐气，腹部收紧。

（5）重复做10～15组。每天早晚做2次，坚持3个月，你会发现你的肚子小了很多，马甲线清晰了很多。

　第7章　所有产后妈妈都身材臃肿，毫无性吸引力？

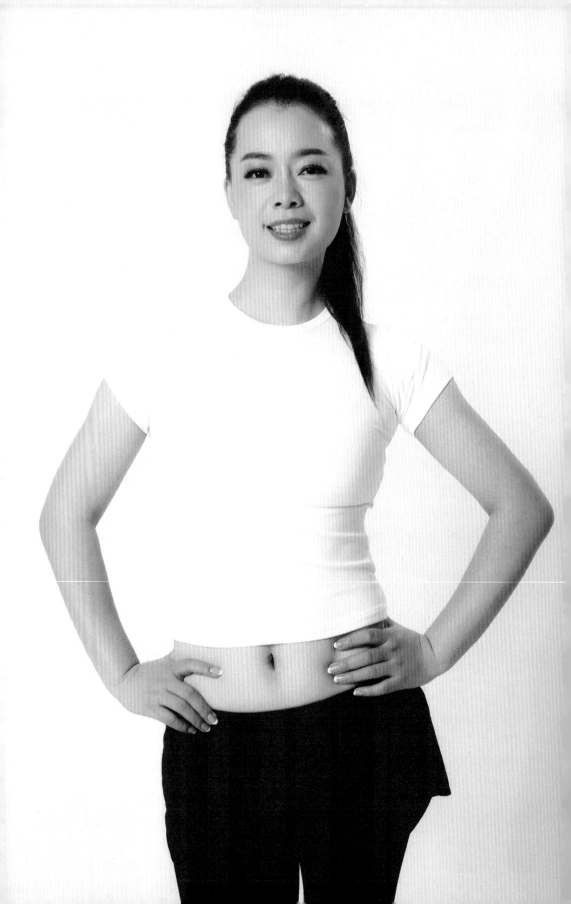

第 *8* 章

你以为坐月子是养身?
你是在坐坏
自己的骨盆呀!

甩掉尿失禁的难言之隐，
你的骨盆底肌还好吗？

我接触的女会员里，大部分有产后漏尿的尴尬经历，甚至伴随着脏器脱垂、性功能障碍、慢性盆腔痛，很多人百思不得其解：

"为什么我生了个孩子，自己就开始控制不住地'漏水'呢？"

我接触的已婚、已育女会员中，45% 有不同程度的盆底功能障碍。但是，由于缺乏对骨盆底肌受损的基本认识，有些女会员甚至错误地以为生完孩子出现这些问题是正常的，大多数女性都默默地忍受着骨盆底肌受损带来的痛苦。

我在力美健做指导的时候，有一天早上，健身顾问介绍了一名顺产已有两年的会员来做咨询。在做身体评估测试的时候，我让她跑步，她说不想跑。后来才知道她近两年出现咳嗽、打喷嚏、跑步、跳绳时漏尿，甚至有时候跟先生同房稍微久一点儿，动作用力一点儿，也会不由自主地漏尿。每次看到床上那一摊尿她都非常尴尬。

31 岁生了两个孩子的她，怀疑自己得的是尿失禁，可是 31 岁正是女性展现成熟韵味的年华，却遭遇了这种事情，多难堪啊！

当天我帮她做了骨盆底肌松紧度的测试，测试后发现这个会员骨盆底肌的收缩控制能力 5 秒都达不到。

我们女人的盆底肌是像"弹簧床"一样承托和支撑膀胱、子宫、直肠等盆腔脏器的盆底底部肌肉，具有控制排尿、控制排便、托起器官、维持阴道紧缩度、增进性快感、保持女性美丽体形的功能。

十月怀胎的过程中，在孕激素的作用下，盆底会变得松弛；随着胎儿的慢慢长大，胎位下移，盆底也会受到越来越多的挤压，使盆底肌肉受到不同程度的损伤。而分娩后，随着胎儿的娩出，部分韧带松裂，"弹簧床"弹性变差，无法将器官固定在正常位置。

所以，不管是顺产还是剖宫产的女同胞们，产后都要抓紧黄金时期做盆底功能评估及盆底功能恢复。

很多人说，健身怎么可能会恢复骨盆底肌肉？主要原因有两个：

（1）骨盆、阴道松弛。肌力减弱、韧带松弛、黏膜皱襞减少，阴道松弛是导致性快感下降甚至消失的一个主要原因。阴道松弛轻微者，易造成阴道感染且性生活时较无感觉；中度者容易出现尿频。

（2）阴道本身具有一定的修复功能，通过运动和局部的肌肉锻炼加强弹性的恢复，促进阴道紧实。紧缩阴道运动是一种练习耻骨尾骨肌收缩能力的方法。

有一次，一个来自湖南的女孩，因为婆婆中年丧夫，只有一个儿子，所以，还在她准备上大学的时候，事业成功但是期待家里人丁兴旺的婆婆就让她跟先生结婚了，年纪轻轻，23岁就生了3个孩子，几乎是4年抱三的女会员，因生产过于频繁，走路走快一点儿都会漏尿，我记得很清楚，那天她问我，为什么生完孩子后，不能憋住尿？一听就知道又是一位不知道骨盆底肌松弛的年轻产后妈妈。

很多人不知道，正常情况下，肛门、阴道周围有一群盆底肌肉、韧带和筋膜，像吊床一样支撑着子宫、阴道，兜着尿道。如果盆底肌肉力量够，筋膜组织健全，就能支持尿道对抗腹压，从而使尿液不会在突然增加腹压的情况下，被挤压出来。

做女性健身教练这么多年里，我真真切切地通过健身帮助了很多的女会员和朋友，她们通过运动进行盆底肌恢复训练，改善了产后盆底肌肉松弛、尿失禁、阴道宽大、性交疼痛、性欲下降等问题。

很多会员盆底肌肉受损，一开始主要是出现阴道松弛、性生活不满意或小腹坠胀感、尿频、便秘等症状。但是慢慢地就因阴道松弛、性生活过程中不会或不能收缩盆底肌肉而导致男女双方性快感下降，影响了婚姻生活质量。

如果盆底浅层肌肉出现障碍，尿道口就会关闭不合，这时就会出现尿失禁，而且阴道口松弛，细菌容易入侵，导致阴道炎症等迁延不愈；如果深层肌肉出现障碍，子宫、膀胱、直肠等盆底脏器官就会脱垂，给妇女造成难以言状的痛苦，如果是子宫脱垂，那就更会苦不堪言。

很多时候我遇到一些没有生过孩子但是体重超标的女孩子，她们也会有骨盆底肌松弛的现象。不仅是生了孩子以后容易出现，还有不少孕妇在怀孕晚期就会出现尿失禁的情况。

所以我一直建议备孕期和孕期就要开始进行骨盆底肌的训练，增加肌肉的弹性和张力，这样生产过程中撕裂的概率就会降低，也是提前为骨盆底肌受损做预防。

曾经我用了两年时间，在 10 个备孕会员里做实践，备孕期和孕期保持规律健身的女性，和没有做健身的女性相比，两者在生产后骨盆底肌的松弛程度相差很大。保持规律健身的女性，体形和体重也相对控制在正常范围内，并且顺产的概率更大。

还没有怀孕生小孩的姑娘们，不要看到这里，就对生孩子产生恐惧，不用特别紧张，其实大多数人的情况并不严重，而且大约有三分之一的人可以自然恢复，过了产褥期（产后 6 ~ 8 周），这个症状就会慢慢改善。

不过自从生二胎的人越来越多。我接触的会员里，生二胎的产妇发生压力性尿失禁的概率会明显高于头胎产妇，并且经阴道分娩（即顺产）的女性，比剖宫产的女性更易发生尿失禁。

很多时候，分娩后一年内进行 2 个月有效的盆底恢复训练，可以减少或避免以后由于盆底功能障碍导致的尿失禁、阴道松弛、绝经后子宫脱垂等疾病的困扰。如果超过一年的，效果会慢一些，其实最重要的还是女性朋友自己要重视这个问题，毕竟产后恢复黄金期错过了，就要付出 2 倍甚至 10 倍的时间和精力。

早重视，早预防，早改善。

产后评估盆底肌力，
及时改善尿失禁

产后到底什么时候评估盆底肌力？

目前，基本上大多数女同胞们在产后 42 天，除了健身房专业的孕产教练帮你做测试，医院通常也会安排做检查，也可以尝试评估一下自己的盆底肌肉的肌力情况，以掌握自己盆底肌肉的恢复状况。

肌力由低到高被分为五级，一级最低，五级最高。一些产妇产后恢复得不错，盆底肌的肌力可以达到五级，但大多数产妇都在三级以下。

如果产后 3 个月还有漏尿的情况发生，肌肉自然恢复的概率就降低了。此时若不积极治疗，将有 90% 的概率会终身伴随尿失禁。

有些会员，刚生完孩子，第二天就给我发微信：

"王教练，我是不是现在就可以做产后恢复了？可以做什么？""终于卸货，听说人家老外都不坐月子的，我是不是越早开始做恢复训练会越好？"

我的答案是因人而异。

中国人有中国人的体质，大部分人不是从小到大都有运动的习惯，除了体育课，大部分女人是没有养成规律的运动习惯的。

老外有老外体质，从小到大，运动就是她们生活的一部分，体能和体质肯定有区别的。

一般对没有运动经历的女性，无论是评估盆底肌力还是开始相关的有一定强度的正式训练，我都建议过了产褥期，也就是产后 30 ~ 42 天后再进行。这是因为产后盆底组织充血、水肿，且盆底的神经恢复得不够好，只有过了这段时间，训练才会更有效果。

不过即使产后没有出现尿失禁的女同胞们，我也建议进行盆底肌训练，以预防今后尿失禁的发生。

究竟该如何做盆底训练呢？这里要介绍一种"凯格尔训练"方法。

凯格尔训练是美国一位妇产科医生提出的锻炼盆底肌肉（主要是耻骨肌和尾骨肌）的方法，它能有效治疗产后尿失禁。

Vicco
小贴士

排尿中断法不能当作训练方法时常使用，因为如果经常憋尿，很容易引起尿液逆流到上泌尿道，引发泌尿系统疾病。平时的锻炼，也完全不必要真在排尿时做，站立、行走、坐着看电视时，都可以练习。

建议每次持续收缩肌肉3～5秒（一开始也许只能坚持1秒），然后放松10秒，再进行收缩，重复做10～15次，每天做3～6组。5～6周，每周2次，共10～12次，大部分人4～6周就会有很好的效果。

不管产后还是孕期，不管是男人还是女人，其实我都建议要有意识规律地做一些"提肛"练习，对大家都有益。

即使是未婚未育的年轻女性，适当地进行盆底肌锻炼也是有益的，因为可以有效预防产后尿失禁的发生。等到年老时再想锻炼盆底肌，由于肌肉对神经刺激的反应性很差，因此效果自然会大打折扣。

所以，训练要趁早。这样才能避免出现尿失禁的烦恼。建议大家终身都做盆底肌锻炼，这对女性是十分有益的。

所以说，产后恢复知识要趁早知道，不要等到事情发生过后，才明白。

多少女人产后过着性冷淡的生活

前几天在一个妈妈群，大家讨论有娃后的改变，有人说起产后不想过性生活，甚至几乎没有性生活，竟然有好多潜水的妈妈冒出来，默默地说："我也是。"

晨曦本以为生完娃，一切都会立刻回到从前。

没想到还要经历重重困难，总是担心孩子睡不安稳，严重缺觉，每天都在喊太累了！觉得体力不支，做了妈就每天累成狗，有很多个瞬间真的很想踢走枕边睡得死沉、还打呼噜的孩子爸。

怀胎十月，终于卸货，经过了漫长的"禁欲期"，晨曦的老公很开心地以为终于又可以过性生活了，可是晨曦却打心眼里不想。

老公每次的热情高涨，在她看来都是一种负担，老公一开始以为她怕不小心压到孩子，于是把孩子抱到婴儿床，但是她还是提不起兴趣，每次都应付地完成任务。

因为总是以孩子的名义找各种借口躲着老公，老公很多时候，等着等着就睡着了，最后时间久了，跟老公越走越远，却不知道怎么办才好。有时候自己就变得急躁起来，控制不住自己要发火，老公也因此越来越烦她，之间的感情好像是恶性循环一样，产后性冷淡不想做爱？这个问题一直纠缠着晨曦。

只有做了妈妈的人，才会理解晨曦的这种累。每天带宝宝消耗了她的精力和体力。睡都睡不够的情况下，还会想"性"这回事吗？十月怀胎，产后作为新妈妈，她的精力和注意力肯定全都放在小宝贝身上。

我身边还有一些新妈妈照顾小宝宝甚至到达忘我的境界。

产后恢复，很重要的一点就是产后补睡眠的重要性。

十月怀胎，宝宝一落地的那一刻，当妈的内心就已经溢满了母爱。小宝贝的一举一动，无时无刻不在牵动着妈妈的心。宝宝一声啼哭都会让妈妈措手不及，揪心不已。为了让宝宝健康成长，宝宝刚出生的那几个月，很多妈妈跟晨曦一样白天黑夜地照顾、看护着宝宝。所以，为了不至于有了孩子忘了孩子爸，要学会一有空余的时间或者睡眠的机会，就倒头大睡，补充睡眠。不然小心也会像晨曦一样，当丈夫有同房要求时，她为了补眠就以种种借口搪塞和推辞，经过了漫长的"禁欲期"还要继续过着性冷淡的生活。

要知道温饱、睡眠、性，都是人的基本生理需求。

米米作为一名美术老师，孕期一不小心就飙到了 80 公斤，她在产后最怕看到老公嫌弃的眼神，担心老公看到自己不再貌美如初了，就连在同房时会不由自主地遮遮掩掩，很难放开，没法进入状态。

尤其是有时孩子爸在米米没准备好、不情愿的情况下"我行我素"。几次之后，那个地方特别干涩还总疼，有时还会发出放屁的声音，特别尴尬，虽然先生并没有说什么，可是她对性生活既害怕又反感、厌恶。

米米孕期就在各种公众号上了解过产后阴道松弛的痛苦，为了不让阴道松弛，她才选的剖宫产，没想到也会变松。孩子快到一岁的时候，米米发现自己已经无可避免地出现了"性冷淡"。

其实，在孕晚期，妈妈体内的孕激素会升高，使产道扩张，为宝宝的出生做准备，就算剖宫产也会阴道松弛。加上米米孕期体重超重，自然对骨盆底肌造成了更大的压力，导致骨盆底肌变形，所以孕期控制体重很重要。

要想解决米米的这个问题，除了她自身要努力恢复身体，保持良好的状态，还需要多和老公沟通，当你在努力改变自己的时候，当你是抱着积极面对和改变现状的态度时，相信孩子爸会鼓励你："你的身体发生了改变，只是因为生了宝宝，这是一件很伟大的事儿，我并不觉得你难看。"

除了压力和阴道松弛的问题，产后雌激素水平低也导致了很多产后妈妈过上了性冷淡的生活。产后雌激素水平高，女性性欲望就比较强烈。如果雌激素水平低，女性性欲就会降低。

怀孕使孕妈体内的激素水平发生了变化，尤其是雌激素。因为在孕期，为了胎宝宝的安全，孕妈雌激素水平处于较低的状态，以免孕期因性兴奋而引起性高潮，产生子宫收缩而危害胎儿生命安全。

等宝宝出生后，新妈妈体内的雌激素又未能及时地恢复正常，雌激素水平还是偏低。所以，产后新妈妈对同房的兴趣和欲望会比孕前相对减少。不过经过一段时间后，妈妈会自然恢复正常的。

在哺乳期里，新妈妈的卵巢功能还是受到抑制，暂时不能排卵，没有形成内分泌周期，对同房欲望的形成会产生一定的影响。等哺乳期停止后，开始出现月经周期时，欲望和激情就慢慢地回来了。

据调查，50% 以上的妈妈在产后 2 ~ 3 个月内同房会有不适感，有可能是因为阴道恢复情况不理想，也有可能是因为阴道干涩。

如果生育过程中行会阴侧切术，就可能出现会阴裂伤，性生活中会出现疼痛感。

妈妈们还可以尝试一些别的方法缓解疼痛，比如在性生活前排空尿液、洗热水澡放松一下、服用非处方止痛药等。如果性生活后有烧灼、疼痛等感觉，可以将冰块包在小毛巾里冰敷。

如果疼痛感一直没有好转，甚至有出血的情况，应尽快咨询妇产科医生，检查是否有其他疾病。

产后阴道松了，

如何"紧"回来？

孕妇顺产的时候，由于胎儿的挤压确实会出现阴道松弛的情况，甚至有阴道前壁膨出的情况发生。如果准妈妈孕期保持适当运动、增加身体组织弹性的话，产后出现松弛的概率会适当降低；同时生产完的新妈妈应该尽早地进行盆底治疗，帮助恢复产道弹性。

2013 年，国际生殖健康委员会在组织的一次问卷调查中发现，90% 的产后和 80% 的已婚妇女，都有不同程度的阴道松弛现象，松垮、干涩、性交疼痛、无高潮、阴吹、漏尿等症状造成女人受滋润机会降低，卵巢分泌功能下降，导致女人提前衰老，甚至过早进入更年期。

盆底就像一张弹簧床，支持着膀胱、子宫、阴道，因为怀孕和生产，弹簧床弹性变差，力量变弱，结果子宫阴道等会慢慢"陷"下去，于是尿失禁、子宫脱垂、性高潮障碍就出现了。

生完孩子后，阴道肌肉会变得松弛，减少性交过程中的快感。有什么办法可以让它"紧"回来呢？

最可行又简单方便的办法是坚持"凯格尔运动"，这种运动是目前恢复盆底肌肉最为普遍有效的方法，而且操作起来非常简单，也很有隐蔽性，通俗浅显地说，就是憋尿的动作。

每天坚持做 3 次，每次进行 10 次左右的收缩，每次收缩保持 5 秒钟左右。坚持几个月，阴道肌肉通常会得到比较好的恢复。甚至有的妈妈反映，坚持几个月，阴道比产前更紧致了（当然，这和个人的身体情况有关）。

其实，不管是剖宫产还是顺产，怀孕本身都会对包括阴道在内的整个盆底组织造成损耗。

不过需要大家注意的是：每个人的身体情况及分娩方式、过程都不一样，体质恢复也是有所不同的，有很多人因为休息不当、过于劳累，尽管通过锻炼，阴道的恢复也不同。

当身份从人家的老婆转为孩子妈，尽量不要给自己太多压力。对生活保持积极的态度，才是孩子的好榜样。

其实，大多数与怀孕或生育有关的性生活障碍都能够在一年内解决，注意保持身体和心理的健康。

据调查，在受过良好教育而身体健康的夫妇中，16% 的男性和 35% 的女性有性冷淡症。在未育夫妇中，性冷淡占 9%，但是真正毫无性欲的人还是比较少见的。

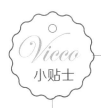

凯格尔训练到底该怎样做？

用手法：用手放到阴道下端的旁边，并有意识地收缩阴道，动作准确的话，手会有阴道收缩发力的感觉。

排尿中断法：在排尿过程中，突然有意识地中断排尿，这种感觉就是凯格尔训练的肌肉收缩感觉。记住这种中断憋尿发力的感觉，切记不要将其误解为，每一次排尿都要用中断憋尿的方式来练习。

坐月子不仅是坐着不动，
连肠胃也不会蠕动了

我大嫂第一次坐月子时用红糖水代替白开水，还说不要用牙刷刷牙，用盐水漱口，所用之水全是开水或凉开水，坚持了一周不洗头，实在受不了，用艾叶烧水洗头洗澡，一个月子下来，听说月子因为肉吃太多，水果蔬菜吃太少，便秘得难受，用了两支开塞露才排出来。

在这里我必须强调，汤是不能完全替代纯净水的。身边很多被传统坐月子习俗影响的新手妈妈，没生孩子前皮肤还白白的，产后便容易患便秘、患痔疮、皮肤发黄。

这是因为我们喝进去的、吃进去的东西一定会诚实地反映在你的身体状态上。

很多女性在坐月子的时候，单纯地追求奶量大，补身体，却没有注意科学的饮食，再加上长期久坐和休憩，身体和肠胃都未能得到舒展，食物过剩堆积在肠道中，则容易造成便秘。

因此，坐月子期间要注意以下问题。

（1）一定要营养均衡。传统的坐月子都是让拼命吃鸡蛋什么的，但那是那个年代饮食条件不好，米饭都供应不上，鸡蛋自然就是好东西。但现在不同了，再好的东西也不要30天每顿都在吃，要注意营养搭配。

（2）产后第一周注意饮食清淡，那时乳腺还没畅通，盲目吃很多猪蹄汤这类很油腻的食物，反而不利于下奶，搞不好还会引发乳腺炎。产后身体水分滞留，所以饮食少盐也能有助于水分排出。

（3）保证水分和纤维素的补充。产后容易便秘，每天要喝足够的水，每顿需要有蔬菜水果，帮助身体通畅。

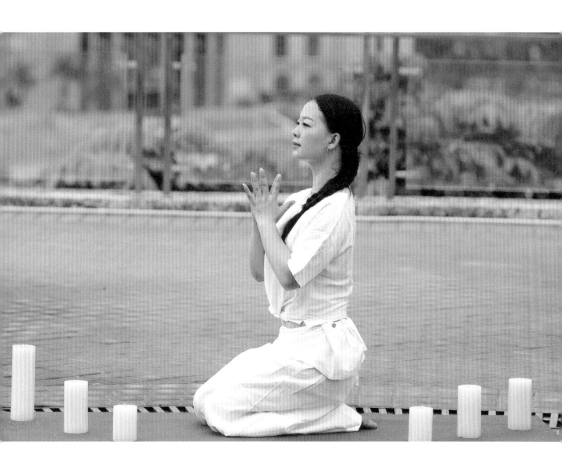

Vicco
小贴士

只要是运动都会促进肠胃蠕动，在产后不适宜剧烈运动期间，也可以做适宜的瑜伽动作。

增加肠胃蠕动推荐的瑜伽动作

第 1 个动作

门闩式：金刚跪坐，将臀部离开脚后跟，右脚向右侧打开伸直，右脚脚尖和左膝在一个直线上，吸气手臂打开侧平举，呼气身体向右侧弯，吸气还原，反复进行5次练习，换另一侧。

功效和作用：消除腰围线上的脂肪，强化脊柱，增强腹部肌肉，强健内脏器官，拉伸和挤压腰部的肌肉，促进肠胃蠕动。

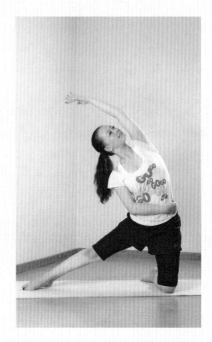

第2个动作

莲花转体式：莲花式盘腿坐在垫子上，右手扶着左腿膝盖，吸气时挺直腰背，呼气将腹部贴在大腿上，手肘在垫在上，再吸气收紧腹部，呼气时左手向上伸直同时将身体往左后方旋转，头部转向左上方往着左手，感觉腹部的挤压和腰椎的扭转，吸气时身体还原向前，再换一侧腿进行练习。练习5-10次

功效和作用：使腹部器官都轮流获得挤压和伸展，强健肠胃器官，预防和缓解便秘现象；同时使背部肌肉放松，脊柱弹性增强，放松颈部的僵硬和肌肉。

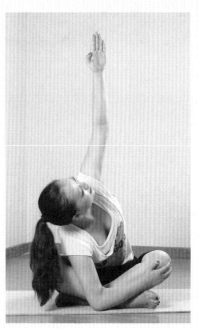

第 3 个动作

眼镜蛇扭转式：俯卧在垫子上，双腿伸直，双手放在肩部两侧，五指张开正对前方。吸气时由下巴带动胸腹慢慢离开地面，缓缓伸直手臂，感觉胸腹的伸展，呼气低头将头转向右侧眼睛看左脚尖，吸气还原向前，呼气低头将头转向左侧眼睛看右脚尖，吸气还原向前，呼气屈手肘关节将身体缓慢落下来，练习 5-8 次。

功效和作用：深度伸展背部肌肉，强化脊柱；通过上腹部区域的伸展缓解横隔膜压力,改善呼吸系统,同时促进胰脏、肝脏器官的活动; 缓解背部、肩部、及脚踝僵硬,促进血液循环,使背部胸部线条变得优美柔和。

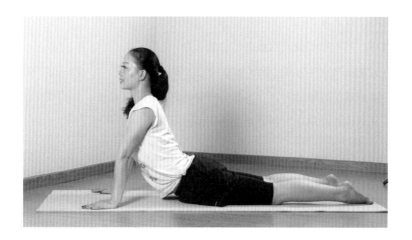

练习前准备事项

① 瑜伽垫一张

② 宽松服饰一套

③ 用餐后 2 小时方可进行或清晨空腹练习

④ 体式练习时，要连续进行，保持放松的心态，不要过度紧张。

⑤ 有便意时，要上洗手间尝试排便，但不要强迫自己。

不适宜练习的产后妈妈

① 有胃溃疡、十二指肠溃疡等消化道溃疡的人士。

② 剖腹产

抹不平的妊娠纹：
肌肉纤维撕裂还能修复吗？

　　教练，我生完宝宝已经两年了，我想问问有没有什么办法能够无痛苦地去除妊娠纹呢？我特别想把身上的妊娠纹去除。

　　教练，我整个孕期每天都有涂抹预防妊娠纹的油，为什么临产前 1 个月，它就突然全跑出来了呢？

　　教练，我的肚子变成西瓜皮了，怎么办？

　　在过去的从业生涯里，除了体重问题、孕产抑郁问题、骨盆底肌松弛问题，问的最多的就是妊娠纹问题。大部分产后妈妈们，生了孩子，妊娠纹就伴随她终身。当然也有少部分人避免了这个问题。

　　22 岁的暖暖就是其中一个，她在产后第二个月找到我，当时在给她做身体评估的时候，她问我产后有没有妊娠纹，因为她的肚子全部都变花了。

　　当她掀开衣服给我看的那一刹那，我真心被那一条条黑黑红红的"蚯蚓"吓到了，从肚子到腰部、臀部，还有胸部外侧。整个上半身被妊娠纹占了一大半，虽然见过很多各种各样的妊娠纹，但是我依然被那些黑褐色的线吓到，也感受到面前这个 22 岁女孩的无助和难过。

　　还好通过我们的一起努力，运动＋外涂维生素 E，在产后恢复课程第 3 个月的时候，她的妊娠纹修复了 70% 左右，纹路没有那么粗了，也没有那么多了，颜色也淡了。

妊娠纹形成原因：

人体的腹部从外到内有许多层，它们是皮肤、皮肤弹性纤维、皮下脂肪层、肌纤维群与肌腱组成的腹直肌、腹膜前脂肪层和腹膜。正常情况下，皮肤弹性纤维与腹直肌保持一定的弹力，并在一定程度内自由伸缩。当女性怀孕超过 3 个月时，增大的子宫突出于盆腔，向腹腔发展，腹部开始膨隆，受增大的子宫影响，皮肤弹性纤维与腹部肌肉开始伸长。尤其是怀孕 6 个月后更加明显。当超过一定限度时，皮肤弹性纤维发生断裂，腹直肌腱也发生了不同程度的分离。于是，在腹部的皮肤上出现了粉红色或紫红色的不规则纵裂纹，叫作"妊娠纹"。

妊娠纹的发生与体质有关，不是每个孕妇都会有妊娠纹，而妊娠纹的严重程度也会因人而异。

每个孕妇的妊娠纹生长时间都不一样，不过大多数孕妇都会在怀孕25 ～ 28 周长妊娠纹。

但是我在本书里不是教你如何改善妊娠纹，鼓励的是如何在备孕期和孕期合理地控制饮食，加强运动、提高肌肉纤维的弹性预防妊娠纹。就像我们的衣服，需要提前加强针线的牢固，选择适合的码数，而不是等到衣服裂开了，到处想办法修补。就算修补好了，受损的地方，依然会有所痕迹。

如何预防妊娠纹呢?

第一招：控制体重

很多孕妈妈误以为孕期吃得越多越好，一人要吃两人的分量，孕期随着胎儿的发育子宫增大，体重如果增长过快，肌肉纤维弹性弱就会导致皮肤弹性纤维断裂，导致妊娠纹，而孕期加强运动，控制体重，避免体重增长过快是预防妊娠纹的第一要素。

当然，控制体重，不代表要节食，孕期体重增加控制在 12.5 公斤是合理的数据。

第二招：增强皮肤弹性

妊娠纹说白了就是皮肤弹性纤维断裂。因此增加皮肤弹性也能预防妊娠纹。

提前 6 个月备孕，增强肌肉力量和弹性的训练，加强皮肤的弹性。
`

第三招：使用维生素 E

把维生素 E 胶囊涂在容易长妊娠纹的腹部和腰部的皮肤上。皮肤越干、张力越大，妊娠纹越严重。人的皮肤是由鳞状上皮和结缔组织构成的，其中硫酸软骨素、透明脂酸和胶原纤维是结缔组织的主要成分。做妈妈之前，透明脂酸吸收了许多水分，所以很多女孩的皮肤有弹性，娇嫩、充盈，没有皱褶。随着孕期体重上升，皮肤被撑开，加上产后休息不好，身体代谢能力会下降，体内的透明脂酸吸收水分的能力减弱，皮肤弹性也就日趋下降。

如果服用维生素 E，还具有维持结缔组织弹性、促进血管血液循环的作用。在体内还可以调节激素正常分泌，控制体内酸素消耗，保护皮肤黏膜等功能，从而使皮肤滋润健美，充满青春活力。

Vicco
小贴士

产后妊娠纹还能修复吗？

以我多年接触的案例，如果妊娠纹变成白色的，修复已经很难了。

如果妊娠纹是红色的，代表皮肤软组织还处于严重膨胀状态。此时必须要及时通过运动减脂或者学会控制腹部，把腰腹部的围度变小，同时脂肪减少，加强肌肉的力量训练，促进细胞新陈代谢，让皮肤软组织的膨胀程度降低，面积缩小了，没有大肚子时候的皮肤拉扯的张力，断裂的弹性纤维逐渐得以修复，自然整体妊娠纹就减少了。

但难以百分百恢复到以前的状态。

很多人不知道，不去管它，随着时间的推移，孕期留在皮肤上的裂纹会渐渐褪色，最后变成银白色，即妊娠纹伴随她终身。

可怕，产后锻炼等于子宫下垂？

　　樱子刚生产完两个月左右，就发微信给我，她发现自己的身体浮肿，四肢也变得无力，人好像迟钝了，而且还经常便秘且患上痔疮，每天早上起来梳头发，都会掉一大把，同时她感觉行动越来越迟钝，她想过来运动。

　　第二天，离约好的时间还有半小时，樱子发来微信，表示很抱歉，不能来了。原因是她刚准备开始晚上运动，却又看到微信朋友圈里疯传各种产后不宜过早锻炼的说法：

　　"以后老了会落下一身的骨头痛，最终还会子宫下垂。"

　　"产后过早瘦身易致子宫脱落。"

　　"子宫下垂影响夫妻生活。"

　　"产后运动遭遇子宫下垂。"

　　生完孩子之后，虽洋溢着为人母的喜悦，同时还伴随着身体的一些变化。相信很多朋友都有相同的困惑。下面，我们来具体聊一聊产后锻炼这个话题。

　　产后锻炼等于"子宫下垂"，靠谱吗？

　　答案是：未必。

　　这种说法来源于古代人的观点，所以要理解这个问题，我们一定要还原古代人的生活和饮食状况。

　　和现代人相比，古人生活比较艰苦，白天要进行大量的体力劳动。即便每天不刻意运动，身体活动量也会非常大，所以产后要好好休息。

　　再者，过去的健身项目比较简单粗暴，现在健身项目越来越从人体健康上做编排和考虑。不懂健身常识的普通人以为健身只有跑步和举铁，当然会担心子宫下垂。

而很多现代人的健身方式则完全不同：从静态到动态，从热身到核心训练，直至最后肌肉放松，从一个人带一群人，到一对一针对性量身制订健身方案。

怀孕十月，终于卸货了，不用担心孕期健身流产了，都生了两个多月还不能适当活动一下吗？

此外，如今怀孕期间食物较为丰富，为了产后补身体和奶水充足，每天都是一餐比一餐丰盛。难道生完孩子天天在家里坐着，抱着孩子，坐在沙发上看电视，会更有利于产后的健康吗？

有研究显示：当受试者产后 1 个月开始每天规律地散步，然后 2 个月开始做身体平衡和肌肉耐力的训练，3 个月增加爆发力和敏捷性训练，在同样的运动量下，1 个月开始训练的比 4 个月开始训练达到的效果最好。因为和其他时间运动相比，产后及时做适当的运动，有助于孕激素快速退去。

如果不懂得产后运动的专业知识，盲目地过早用跑步来减肥帮助自己做产后修复，那我劝大家别拿自己开玩笑！

原因一，因为无论是顺产还是剖宫产，生完宝宝后整个骨盆底肌是松弛的。如果此时妈妈在骨盆底肌松弛的情况下，伴有子宫下垂，就更不能跑步了，跑步会增加腹压，腹压会使子宫不断地往下移，从而加重子宫下垂的病情，引发感染、不适。

原因二，产后女性关节松动，不够稳定，任何弹震力的运动，首先都要稳定关节，如果想以关节为代价减肥，绝对是得不偿失的。

说到这里，很多人会说：你看，这不是和传统坐月子说的一样吗？就是产后不应当运动啊。

这种说法不准确。产后错误的锻炼观点有不好的地方，但并不能证明产后运动就一定有害，会子宫下垂。

增加身体活动量，哪怕是在孕期，和成天坐着不动相比，必然有利于控制孕期血糖。

其实判断产后运动效果是否良好，一个简单的方法就是看运动后的身体反应和身体本身的素质。

　　第 8 章　你以为坐月子是养身？你是在坐坏自己的骨盆呀！

如果运动后身体舒畅，睡眠香甜，第二天神清气爽精神好，就说明身体素质很好。

如果第二天疲劳乏力、腰酸背痛、精神萎靡，就是不适合过早运动的体质。

无论产后运动是早点儿好还是晚点儿好，跟个人孕前、孕期、产后的体质有关，也跟孕前、孕期是否长期锻炼有关。

科学合理、安全、有效的运动编排才是关键。

那么产后什么时间最适合运动？

这个问题没有明确的结论，首先是由个人身体状况而定。

如果非要说什么时候运动最好，保险一点儿，在产后 42 天检查时医生判断你没有问题就可以做低强度的运动了。

其次是产后 2 ~ 3 个月可以逐步恢复中等程度的运动。

3 个月以后可以尝试恢复到孕前的运动强度。

运动恢复的时间和强度取决于自身的感受、分娩的时间以及分娩方式。

顺产的妈妈可以比较早，大约 42 天以后恢复运动，剖宫产的妈妈相对就要迟一些，90 天左右。

最好不要做那种负重的深蹲、快跑、大跳，还有竞争性运动，而做低强度和轻柔一点儿的运动绝对不会造成子宫下垂。

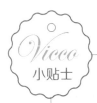
小贴士

产后运动的初期选择有哪些？

（1）散步

对产后虚弱的妈妈来说，散步强度小，实现起来容易，也是最简单、最有效的锻炼方式。

刚开始散步时最好一次 5 ~ 10 分钟，然后慢慢地增加到每次 30 分

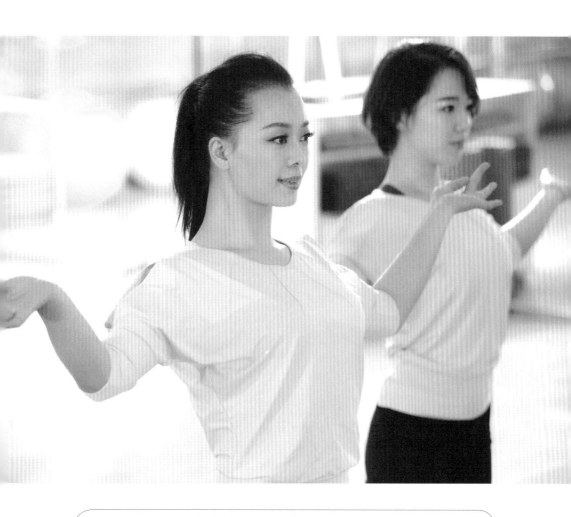

钟左右。每次增加的时间不要超过 5 分钟，以你习惯的频率不断地增加产后初期运动的强度。

（2）产后瑜伽

产后妈妈学习产后瑜伽，不仅有助于身体的康复，也能让体形变得修长漂亮。产后瑜伽有特别针对不同部位的运动，对孕产妈妈来讲实在是一大福音。不过从来没练习过瑜伽和恶露反复的妈妈们，最好咨询瑜伽老师。

另一种很好的方式就是一对一针对产后编排的课程。

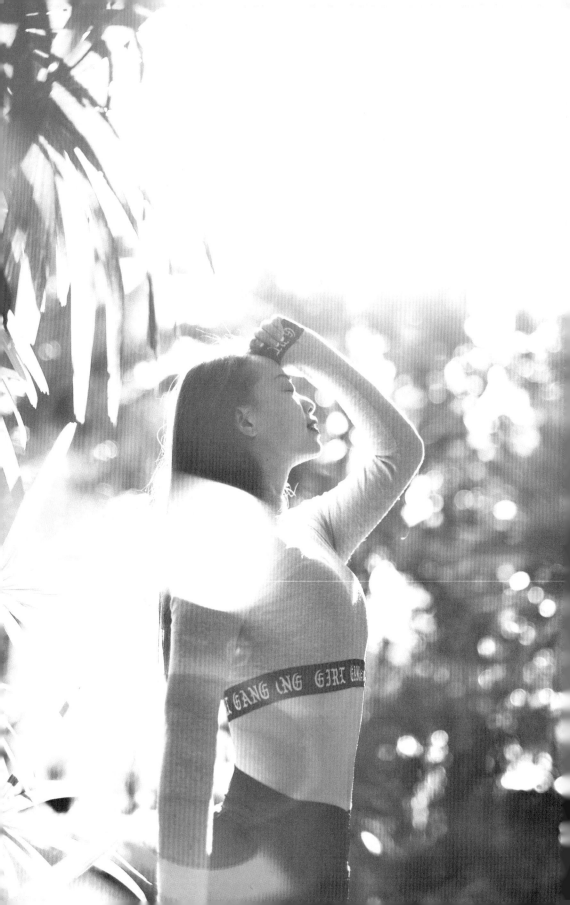

第 *9* 章

给自己心理一个出口，
产后抑郁并不可怕

有多少产后抑郁都是
最亲的人造成的

素素是一个爱吃辣椒的湖南妹子，虽说祖籍是湖南的，但却是一个出生在广州的湖南女孩。我记得是在银行工作的，面对数字的她应该非常谨慎，留给我大大咧咧、开朗的印象。我万万没想到，她成为妈妈后，会天天以泪洗面。

"在生产完出院第二天，我把孩子放在床上，自己去洗澡。等到出来的时候，发现婆婆正踩在自己的床上拆蚊帐。

看到蚊帐好几次从宝宝的脸上扫过去，我实在忍受不了，于是就一怒之下，大声吼婆婆。婆婆觉得自己好心，被这么一说觉得委屈，当天趁素素带着孩子在房间睡觉时就收拾包袱坐火车回老家了。

孕期和婆婆就因为城乡差异，在一些生活小事上和婆婆拌过几次嘴，但是因为先生在中间做调节而没有吵架。"

当天这位婆婆上了火车才给自己的儿子电话，说老家有事，先回去了。素素老公听到自己的母亲突然走了，认为肯定是受委屈了，回来就没给素素好态度，两人大吵了一架。

婆婆一走，老公有气，不帮素素带孩子。素素委屈地也憋着一股委屈的闷气，不肯先和先生低头。但是自己低估了带新生儿的困难，因为产后没几天就生闷气，又没有找月嫂和老人帮忙带孩子，还有自己身体的各种不适，最后天天抱着孩子，以泪洗面。

就这样，日积月累，不知不觉就诱发了产后抑郁症。她一直内心不能接受的是，所谓"最爱我的人，却对我最无情"。

素素见到我的时候，已经是产后 3 个月了，瞒了 1 个多月，最后还是没有瞒得过自己的妈妈，后来妈妈爸爸知道了，不但帮忙带孩子，还请了保姆全职帮她带小孩，分担了她的压力。因为孕前就有健身的课程，所以，回健身俱乐部做产后恢复。她很庆幸自己能在产后恢复黄金期回来做产后恢复。

但是，那段时间的她，让教练很不适应。我记得教练反馈给我的是：素素像变了一个人，以前不是这样的，现在一点儿耐心都没有。我在教动作，她没跟我打招呼，自己就走开去做其他的练习了。上课时她还很容易烦躁，一点儿小事居然对教练发火，问她为什么不跟着做，她说每天都睡不好，有点儿头晕，还伴有耳鸣。而且总是上着课，突然要打个电话回去问问孩子怎么样了，一节课打了两次电话。

我听到反馈，第一时间知道，不妙，素素可能得了产后抑郁症，于是让教练约我的时间，我跟她当面聊聊。

那天的素素的确跟以前不一样，在整个谈话中，我感受到她的悲观和焦躁不安，还有无助。她觉得做运动和生孩子都是活受罪。我在想，眼前这个思想不能集中、语言表达紊乱、缺乏逻辑性，而且综合判断能力这么弱的人是原来那个素素吗，她对自己产后的身材有明显的自卑感，对于说了婆婆，婆婆负气回老家，不由自主地过度自责。

最后为了做进一步确认，我给素素做了一套心理测试题。显然，10 道题有 7 道题都指向产后抑郁。

可喜的是，她每周还坚持健身 3 次。后来过了 4 个月左右，我再见到她的时候，感觉曾经那个熟悉的素素回来了。很多人都说是瘦了有自信的原因，其实除了瘦的原因，也是通过运动后，身体内的血液循环得比较好。通过运动，她体内的孕激素得到了调整，酸碱度也发生了变化，体内的多巴胺让她整个人都开朗了起来。

这些年我接触过的产后会员，60% 初次见面的时候有产后抑郁的状态。女人从怀孕到生产，真心是不易。迎接宝贝的到来，应该是一件幸福的事情啊。

曾经很多孕产妈妈表示，如果能得到老公的关爱和忠诚对待，再辛苦也是幸福的。而很多都是因为另一半情感上伤害了自己或者给不了安全感，孕期产后很多人身材发生巨大变化，也容易导致心理波动，还有一部分是来自于刚出生的婴儿带来的不顺利等。

产后抑郁通常的状态有如下一些。

（1）恼怒、愤怒或暴戾。

（2）不堪重负。

（3）缺乏人与人之间的互动。

（4）悲伤。

（5）睡眠问题。

（6）注意力衰退。

（7）焦虑。

看看这些状态，是不是觉得自己多多少少都占了几条呢，只是当时自己并不知道，在哭哭啼啼、吵吵闹闹的过程中也就熬过来了，不容易呀。

产后抑郁症不通过治疗是不会自愈的，多数人经历的可能只是产后情绪失调，虽然也有上述症状，但是可以在短期内自愈。

也有人外表看不出任何异样，还是把自己收拾得很干净，照常和人交流，但实际上可能只是把悲伤掩藏得很好而已，当她们突然爆发，可能会吓坏所有人。

我们如何应对产后抑郁状态？

（1）提前预防。

（2）积极的处理技巧，包括：

①不要抗拒专业的帮助。心理疾病和生理疾病一样，需要由专业的医生治疗。如果你感到十分不适，要积极主动地寻求心理医师的协助。

②自我调理和疗愈。

③让家人成为你坚强的后盾。

④寻找可以让你放松的方式。听歌、做瑜伽、跑步、看电影等。

真的"一孕傻三年"？

"来，宝宝吃饭饭啦。要不要吃肉肉？"

"啊呜一口，大老虎来啦！"

暑假回家，一进门就看到姑姑在给两岁半的小表弟、小表妹喂饭，学着小家伙们平翘舌不分的小奶音，加之叠词的使用，显得格外萌，没有半点儿大人的成熟模样。我摇摇头冲姑姑笑道：真是一孕傻三年啊，却傻得可爱。

从备孕到带娃，三年有余，一直是我陪姑姑度过的。怀孕的时候她常常嗜睡，老容易忘事儿，经常简单的问题都要我给她解释半天。都说，恋爱中的女人智商为零，我感觉，怀孕女人的智商也不在线。从孩子一出生，母亲的智商仿佛就降到了和婴儿一样的水准，但也会随着孩子的成长而有所提升。

从最初的喂奶、洗澡到包尿片，原来做事雷厉风行、工作上井井有条的姑姑一瞬间退化成新入职的菜鸟，笨手笨脚的：冲牛奶的时候会因为太心急而烫到自己；给小宝宝洗澡的时候会因为太紧张，常常在洗头的时候把水弄到宝宝的眼睛里；再或者是给孩子喂完奶，一着急就时常忘了将宝宝竖着抱起来给他顺奶嗝。

诸如此类的很多小事在我看来，都是难不倒曾经在生意场上细心能干的姑姑，但偏偏是因为有了孩子，才让原本行事果断的姑姑因为各种担心，从而在照顾宝宝上变得畏手畏脚。

给孩子喂饭的时候，一口三哄，为逗孩子张口吃饭，模仿猪虎狗兔，轻车熟路。这哪里还是之前那个成熟稳重的姑姑呀，就连她自己都自嘲说：别人说

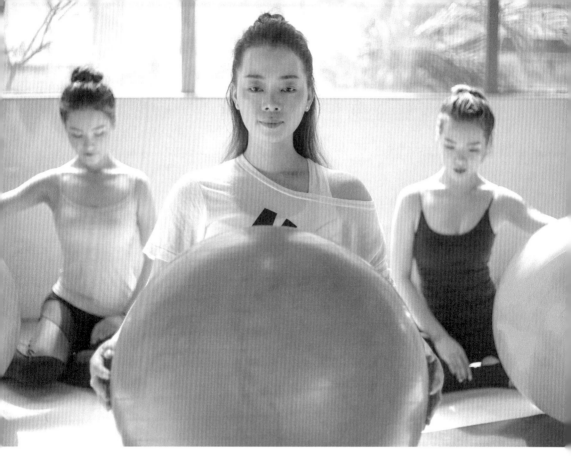

的带娃蠢三年果然没错。

其实这哪里是智商为零，不过是晋升为人母的姑姑，从孩子一出生就在宝宝身上倾注自己所有的爱。因为爱才会笨手笨脚，一切都是因为太在乎、太紧张才会弄巧成拙。

有的妈妈不仅是在日常生活中表现得幼龄化，甚至是为了孩子而傻傻地委屈自己。

就比如阿静，叱咤职场的女强人，颜值与智商同时在线，身边不乏追她的佼佼者，在事业上完全不逊色于男人。但就是这么一个要强的独立女性，嫁作他人妇，洗手做羹汤，生了孩子之后更是专心在家相夫教子。

在外界看来，阿静退居事业前线之后嫁给了爱情，过上了幸福美满的日子。但只有我知道，她的婆婆成天对她恶语相向，只因为她生的是个女儿；她的丈夫有家暴倾向，常喝酒应酬完回家就会对她拳打脚踢。也正是要强的她，才会选择为了孩子和家庭的完整而容忍，每每在朋友同事来家中做客时配合扮演好合家欢睦的演出，其实阿静的内心也非常煎熬。

可正是与女儿之间心甘情愿的"羁绊"，阿静选择傻傻地放弃自己的事业，没有了独立经济来源的她只能委屈自己忍受家庭的不合，为了给孩子一个"完整的家"。

"一孕傻三年"就像是所有母亲的真实写照，很多妈妈在孩子出生前后就或多或少地出现了婚姻问题，孩子降临带来的家庭琐事更是成为夫妻或婆媳之间的火药桶。我见过最过分的是，丈夫在妻子怀孕期间因寂寞难耐而"出轨"，有些妈妈却甘愿"装傻"，一如既往地为孩子与家庭付出，甚至期盼自己的丈夫会回心转意。

姑娘，你真傻。不是傻得可爱，是傻得可怜。

我认为，身为女性就应该做到独立和坚强，不要在婚姻家庭中迷失自我。在我看来，那些女性为了家庭和照顾孩子，而完全放弃自己事业的做法，是很冒险的。工作本身带来的经济收入和人脉关系等就是你的资本，多数丢失了资本的妻子在物质上只能依赖丈夫，甚至忍受婆婆的嘲讽。掌握经济权的男人就等于掌握了主动权，他可以对你颐指气使，可以肆无忌惮，而你不敢奋力反抗。

我见过在女儿还不满一岁的时候就带着孩子离婚自己过的单亲妈妈，重新打拼工作，自己赚奶粉钱。谁说女子不如男？女人天生的温柔细心以及身为人母的坚强独立，更能帮助她干好工作，一路上升。

有的人说，这样的单亲妈妈真傻，没了男人只能自己辛苦打拼，还要受人议论，何必离婚呢？女人嘛，孩子都有了，还有什么问题是不能忍一忍过去的？

可我知道，有些问题是不该也不能忍受的。一孕傻三年，你可以同孩子般牙牙学语，可以在生活上笨手笨脚，你可以做菜的时候忘记放盐，也可以因为粗心忘记给孩子换尿布。但你绝不可以为了所谓的"爱"或者"家庭"而忍受家暴、婚外情等原则性问题。

一个完整的家庭，应该是夫妻与家人之间和睦相处、互相尊重与包容，一同为了孩子的成长而努力。我不是在鼓励大家动不动就离婚，如果你的婚姻家庭中已经出现了无法忍受也无法解决的原则问题，你就不该委屈自己，而应该勇敢地追寻自己的自由和未来。这是 21 世纪，不是封建时代，别再那么傻地为"爱"而忍受委屈三年、十年甚至三十年了。

愿所有母亲，都可以儿绕膝下，得有所愿；举案齐眉，愿有所得，别再傻这么多个三年了。

孕后的女人是因为杂事太多，导致健忘。曾经也以为自己孕后的确记忆力下降，工作能力降低是这个原因。

为了孩子，很多妈妈生活变得不分昼夜，生活规律完全被扰乱。产后的睡眠非常重要，然而哺乳期的妈妈们，又有几个人可以睡个整觉？半夜三更给孩子换尿布、喂奶是常事，白天也要时刻盯着小宝贝，大脑长期处于紧张焦虑与睡眠不足的状态，人的反应能力及记忆能力自然会减弱。

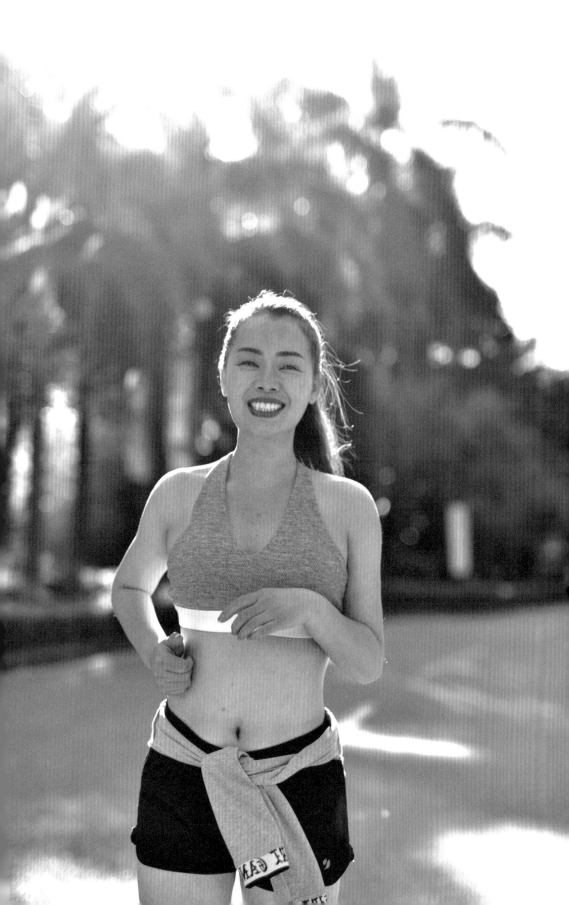

社会文化塑造了
"完美妈妈"的假象

　　根据美国心理协会公布的数据，每七位母亲中，就有一位母亲有产后抑郁症的经历。而其中半数的产后抑郁症妇女在孕产期前从未经历过抑郁症困扰，半数患者可能在怀孕期间就经历过抑郁状态。

　　在报道中，我国产后抑郁障碍患病率平均为 14.7%。

　　2010 年，浙江省台州市中心医院的研究发现，拥有良好社会支持的孕妇，发生产前抑郁的可能性较低。

　　尽管学界认为孕产期雌激素的变化，是影响孕产妇情绪和生理的重要原因，但不可否认的是，社会支持，即孕产女性所处的家庭关系、人际关系、社会文化制度等，对她们的心理状态有着至关重要的影响。

　　当女性处于"男人当家做主"的社会、家庭中，孕产期的女性，承担的绝不止孕育孩子这一项"简单"的任务而已。

　　社会对于女性的期待，除了孕产的任务之外，还必须承担"女主内"的性别角色。这就意味着，所有的家庭事务，都被默认为由"女主人"进行统筹安排。而这些事务的管理和运作，和孕育孩子一样，毫无薪酬可言。

　　因为这是"一个女人的天职"。

　　生育孩子、哺育孩子、打理家中大小事务、处理家中人情常理，时间一到，还得回归工作岗位，以免职业生涯因生育而被打断。所有这一切，都是无偿服务。

　　歌颂母爱，宣扬情怀？不存在的。不被压力憋出抑郁症已经万幸，还想要女性为家献身，才算是功德圆满吗？

　　之所以心理重塑比生理重塑更重要，是因为女性对自己转变为母亲的角色应该有新的认知——你可以不完美。所有你从前看到的对伟大母亲的赞颂，你都可以不用做到，因为那大多都是"丧偶式育儿"的母亲。

产后恢复，不是因为你没时间参与，而是你没有，或者说你的丈夫、你的家人、你所处的社会环境，从没有给予孕产期女性们照顾和关爱自己的时间。从知道孩子落在你身上的那一刻，你所有的计划与权利都向这个宝宝妥协。所有人都理所应当地认为，你应该为其付出一切，应该无限制地让渡你的所有，包括你自己。可是，孩子的爸爸呢？

在计划怀孕时，准爸爸们就应该开始参与准妈妈们的备孕过程。从备孕、怀孕到生产，准爸爸们虽不能亲身体验怀孕生育的生理感受，但能够与准妈妈们一起分享和分担迎接新生命的喜悦和苦楚。这种喜悦，当然指的是情绪上的至上感受；但苦楚，可不一定是情绪上的低落，还应该包括家务、家庭计划等烦琐事件的考验。

当然，家庭事务的参与，绝不仅限于妻子的孕产期间。而是在这期间丈夫的表现，足以体现他是否具有性别平等意识。

当丈夫足够尊重妻子，能够接受妻子为独立的个体，并积极为妻子营造自由的个人空间，让其有充分的时间和精力关爱自己时，妻子才能更好地处理孕产期的情绪变化。

只有当你停下来，感知自己的情绪，理解它、接受它，才能试图把消极情绪转为平常或积极。而这种转变，是无法在宝宝的哭喊声、丈夫的抱怨声和婆婆的训斥声中实现的。

产后恢复和育儿一样，绝不是母亲一个人的事情，是需要整个家庭给予支持，共同实现的。如果你还在抱怨产后没时间、没精力进行恢复和休养，也许这正在为你敲响一个警钟：你的家庭运作方式或许并不合理。

放下你要成为完美母亲的执念，时刻要记得观察自己是否留给自己足够的私人空间。只有当你无论是心理还是生理，都能处于饱满、充沛的状态时，你和宝宝才能实现更好的成长。

能够看见自己所处的位置，比看见自己的身材状态还要难。所以动身锻炼之前，不妨静下来想一想，你是否真的爱着自己。

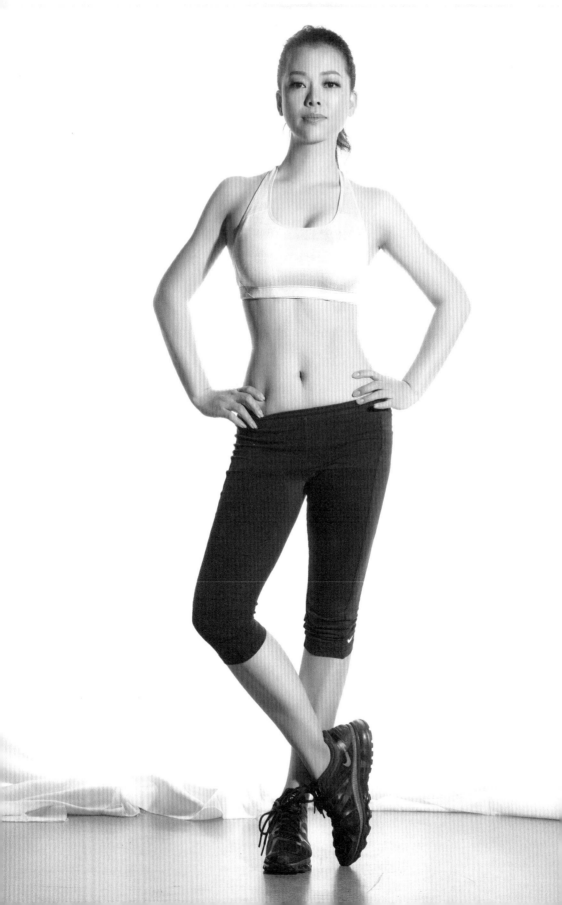

第 *10* 章

如果只为
产后美一回，
放弃本书吧

健身，什么时候开始都不晚

每个女人都想健康，都想拥有完美的身材和人生，看整容行业那么发达就知道。

然而，在这个世界上总会有人能成功拥有，有些人永远可望而不可及，有的人本来身材先天条件很好，却因为一个"懒"字，觉得不比过去年轻，再努力也不会回到从前了。最后苗条的身材变成圆润的身材，圆润到自己都没勇气看。

其实，健身什么时候都不晚。如果你爱好舞蹈就去跳舞；你爱好跑步就去跑步；你爱好瑜伽就去做瑜伽。趁着还健康，还什么都能做，不要有那么多的顾忌和不好意思，大胆地去尝试。

前阵子我在健身房认识了哈尔滨的郑姐，她前来咨询，她说有一段时间，很强烈地感觉到自己的生活什么都不缺，就缺运动，肚子越来越大，开车的时候受不了，很想变得更健康。

但是她每天开车经过我们俱乐部门口，都没有停下车来了解。不是交不起健身的学费，而是不明白什么原因，后来就把健身的事情耽搁了。

而当她有空的时候，已经四十多岁了，觉得没运动基础，自己吃不消，直到现在才想起来健身。

但只要努力，总是有变化的。即使一个月瘦 1 公斤，一年也是12 公斤，离目标就近了一步。

其实每个人心目中都会时不时有想要做的事情，比如学英语，比如办张美容卡。人生那么短暂，又不是生死时刻的决定，只要在自己的能力范围以内，想起来去做就好了。

如果你觉得困难，
先从小目标开始

2017 年春节，秋秋把我叫到一个甜品店，我们坐在落地玻璃窗的后面，一边吃着甜品，一边看着城市的车来人往。

这是一种奇异的体验，按理说这种时候都是喝酒谈人生，或者在烟草迷蒙的雾里笑看车流，一起骂各种该死的、有趣的、无法实现的梦想。

但是我和秋秋偏不，我们超越了酒友、烟友、饭友的关系，成为吃友。用秋秋的话说，要吃点儿甜的，生活才更甜。

秋秋如今是一家儿童服装店的老板，她一直都希望自己的生意兴隆，但在开始的时候，她总是不断地遭受失败，遭受打击。她认为这个年代已经是淘宝的天下，不再适合开实体店了，自己也不适合做生意，当初开这个店也是希望一边带孩子，一边可以有点儿事做，于是她对自己的小事业抱着无所谓的态度去做，对于有可能成交的客户，她从来没真正争取过。

直到亏了 1 年房租后的一天，她老公对她说了这样一句话："你要么就好好做，要么就关掉。你现在每天都没有目标，怎么可能做好呢？你如果用心做，每天、每周都定一个销售的目标，一个月后，你自然会有不错的收入。"在这句话的启发下，她开始改变店里的货架，衣服也专心地搭配，还把店里重新布置了一番。

于是，她开始设定自己希望卖出去的产品数量，然后再逐渐增加，这周提高 5 件，下周提高 10 件，结果一个月后顾客比原来增加了 20%，甚至更高。这激发了秋秋的热情。

"我觉得，目标是明确每天自己要做什么，怎么做才能达到目标强烈的自律与决心。"秋秋说，"我的计划里包括我想卖出的衣服数量，我每个月的收入、成本和利润。"通过态度的改变和自己不断的努力，以及各个方面知识的积累。她从原来的房租都要老公贴补，到现在年利润达到了六位数。

　　秋秋自己做了一个结论："以前，我不是没有考虑过要好好做，提升自己的工作成就。但是因为我从来只是想想而已，不曾立即行动，当然所有的愿望都落空了。自从我明确设立了目标，以及为了实现目标而设定具体的数字和期限后，我才真正感觉到，强大的推动力正在鞭策着我去达成它。"

　　在日常生活、工作中，我们都尝试设定自己的小目标，达到每一个小目标是我们完成大目标的关键。

　　就拿一直困扰很多人的减肥来说吧，如果你现在的体重超标了15公斤，那么，你首先不要老是想着这15公斤自从生了孩子就已经跟随你好几年了，这样肯定是减不下去的；而是要先定一个小目标，分多长时间来减，目标减多少。

　　比如：你的目标是减15公斤，那么不要想着一下子就减完它，因为这是不可能的，你的肉不是一天长出来的，怎么可能一天就减下去呢？学会定一个个小目标。急于求成，心累，体能累，最后很容易放弃。

　　假如我们进行一个短期目标和长期目标的设计：

　　短期目标：第一，不再长胖，同时每个月减1.5公斤。

　　长期目标：不反弹，1年内减掉15公斤。

　　那么定完目标就要去实施了，以下三点肯定要去做的。

　　第一，你每周花多少天，每天花多少小时来运动，把体能多余的脂肪消耗掉。是60分钟还是90分钟？必须要明确下来。

　　第二，90%的脂肪超标都是因为运动少、吃多了，那么就需要调整饮食了，首先戒掉高热量的煎炸食品、含糖量高的食品；然后把消夜戒掉，减少晚餐的碳水化合物，晚餐要控制在睡前4小时吃完，晚餐的饱腹感要降低到七成。每天还要增加水分，提高身体的代谢能力……

第三，戒掉晚睡，提高身体的代谢能力，同时还有助于运动效率提高……

只要你每天都明确目标，定目标，一点一点地去执行，不光你的体重、体脂减少了，你的皮肤、睡眠、心情、整个人的气质、幸福感，都会越来越好。

可能你看到这里会说，这些故事我早就知道了啊，心灵鸡汤而已。

你觉得是鸡汤，那就是鸡汤，可是真的实践的时候，你会发现，这是最好的办法。想太远很多时候都会觉得难，不如先定一个小目标。

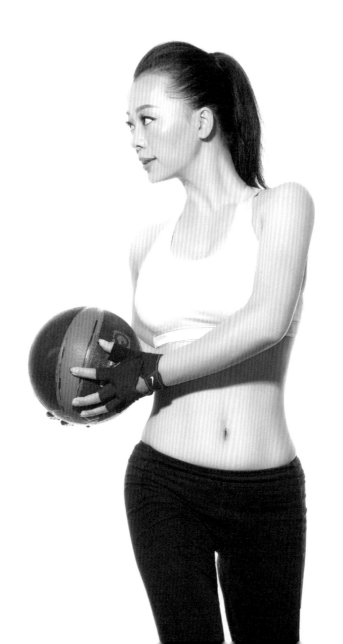

你表现得那么痛苦，
却又纵容懒癌反复

我在对待想改变自己却又懒又管不住嘴，还总是不行动的会员时，说话会特别毒。

不是我说话毒，而是你都快100公斤了，你老公一年都没碰过你了，你表现得那么痛苦，却又纵容自己的"懒癌"反复出现，忍着别人看到你肥胖的身躯投来的嫌弃眼光的耻辱，又不去努力，不去改变！你自己都不把自己当回事，别人凭什么中意你？

你每天躺在床上，花很长时间用美图秀秀修照片，却懒得去跑步机上跑步；你只会在咨询室里跟我抱怨老公对你冷淡，你怀疑他有外遇，却不舍得花钱请一个教练帮你减肥。

你总是看着别人随便练练就身材好，却不知道人家肌肉酸痛死撑着走得那么有气场；你总是以为人家要你减肥就是想要你的钱，还当面诅咒一句：我怕交了钱给你们，你明天就倒闭了，我怎么办？最后，好不容易你下定决心减肥了，可是回头我看到你自己一个人抱着一盆水煮鱼在吃。

在这个世界上，如果你自己都没自信脱光了照镜子，不去改变这种装空，那么别人再努力也帮不了你什么。

所谓路要靠自己走，而减肥这件事是要靠你自己去减的，去尝试改变，去相信自己能改变，去健身，去节制垃圾食品，去一步一步地跑，一天一天地训练，一滴一滴的汗水，一次又一次的肌肉酸痛，去踏踏实实地通过汗水从行动上改变自己。

每一个人，决定拥有什么样的身材的是你自己，决定过什么样的生活的也必然是你。你努力，你的世界就精彩；你积极，你的训练效果就明显。

你有没有经常抱怨：我胖了，我的衣服都穿不了了。

那你喜欢什么样的身材？你打算什么时候开始健身、改变身材？

我通常听到的是：健身？我没时间；控制饮食？我做不到。

很多妈妈在产后选择传统的在家坐月子，随后边上班边哺乳的生活方式。这种选择在普通家庭比较常见，初为人母，注意力放在照顾家庭和孩子上，很少关注自身，因此错过了产后恢复调理的黄金时机，最后抱憾终身。

在此我再次强调：产后恢复是女人一生中最重要的体质调节黄金时期。如果这个时候不放慢脚步爱护自己，以后一定需要花费更多的时间和金钱来关爱自己。很多妈妈想不通，其实只有自己健康了才能给宝宝更长久的爱。如果因为工作、家庭和照顾新生的宝宝就不顾及自身，以后除了后悔，还是后悔。

你的努力终将成就更好的你

我一直都坚信，没有不想变女神的女人，只有口是心非的女人。看过那么多十几岁的小女孩，身材跟孕妇似的；看过那么多产后依然像怀孕的女人，我不由得感慨：女人的青春那么短，别在最美好的年华里放弃自己，而一直做个胖子。

你不努力，谁能给你自信的人生？想要拥有好身材需要努力，即便受到美食的诱惑，觉得不容易做到，也要给自己一次机会尝试。哪怕不会百分百如你所愿，但是一定比现在不去改变自己、不去行动的你好很多。怎样才能在健身的路上避免让我们的努力付诸东流？

关键在于我们对待健身的态度以及人生中健身对你的意义。

有些人把健身当作可以减肥的事情在做，有些人把健身当作健康的投入，有些人把健身当作社交的平台，有些人把健身当成生活中的一部分，好比刷牙、洗脸、做面膜、吃饭、睡觉。

大家有没有发现，在健身房里，越是身材好的人，越在努力？其实所有好身材的背后，都有着不为人知的付出和努力。

漂亮和好身材是一种对待生活的态度和追求，那些漂亮的女孩、身材好的女孩，她们只是在这方面投入的时间和精力比你多一点儿而已。

地产界精英黄先生，是我们公认的高富帅海归，但是健身房里很多女孩子只能远远地看着他，不敢靠近，因为他实在太优秀了，觉得自己根本不够资格和对方搭讪。

他在国外上学的时候就养成了健身的习惯，所以回国后一直保持规律私教课程，在吃东西方面，也是非常自律。所以身材一点儿也不输给吴彦祖。

很多人办了健身卡去健身房，却总是穿着自己淘汰掉的 T 恤或者休闲服，整个人一点儿运动的激情都没有，而他，穿的运动服永远是最时尚的，整个人干净又不失运动的活力。

我了解到，他的客户基本上不是用大鱼大肉和花天酒地应酬，而是约上双方的家人一起爬山，两个公司的员工打球，两个企业的老板到健身房健身，然后品品红酒。很多时候，他做生意的最高境界，不是应酬的时候大家在做什么就跟着做什么，而是不想做什么就不做什么，比如避免将时间浪费在低品位的应酬上等。

那些优秀的人，为什么优秀？其实是他们追求有质量的生活，而不是每天随便应付自己地活着。

我们每天在微信朋友圈会看到很多优秀漂亮的人，每天都跟打了鸡血一样。很多时候，我觉得自己还不够努力，因为我会经常发现自己很渺小，有那么多厉害的人，居然还在那么努力。

我们总是抱怨裤子小了，衣服不合身了，其实是我们的身材随着年龄和时间变形了。看看我国台湾女星林志玲和同学聚会拍的合影，那张脸好像没有被岁月留下痕迹。有些人总是说，肯定整容或者打玻尿酸了、化妆了。

其实，好多明星经常熬夜拍戏，风餐露宿。可是我们经常看见媒体爆料，在孕期健身，在孕期工作，在产后马上复出拍戏。那些看起来生活比我们过得轻松的明星，看起来皮肤底子好，身材基础好，背地里不知道付出了多少汗水以及对高热量食物的自制力。

这就是，所有你羡慕的人，都在你看不见的地方，比你努力百万倍。

2016 年时，我就决定要写这本书。初衷很简单，希望让更多的产后妈妈们知道，她们不是一个人孤独地面对着产后扑面而来的种种烦恼和焦虑，特别是身材突然走形的压力。

我在社交媒体上看到了国外妈妈们在讨论一个热门话题，关于产后的真实状态。起因是马来西亚一个 23 岁、4 个小孩的年轻妈妈，在社交网站晒出自己的照片，"惊吓"到许多网友：这位妈妈外貌非常甜美可人，可是华服之下，因为经历生产，她的身上，从胸部下方延伸到肚皮，呈现出严重的撕裂般的妊娠纹。

随后，网络上各国的妈妈都晒出了自己生产之后的腹部照片。有的人形容自己身体像散了架，没有一处是不痛的；有的人即使健身瘦了几十磅，肚子上的"裂纹"却始终挥之不去。

看到这里，我真的很心疼。我们在太多的媒体上看到了"辣妈"的形象，以至于我们几乎要忘记做一位母亲，是多么疼痛而残酷。这些，真真切切地发生在我们的生活中。

我们急于歌颂母爱的伟大，却忘记了真正关心每一位母亲，她自己。

而我出版这本书的真正目的，是希望每一位女性，不再活在其他人的眼光里。你的备孕、你的健身、你的汗水，都不是为了换取他人所谓羡慕的赞许，而是发自内心，热爱自己、热爱生命（你还有你孕育的新生命）的体现。

自打开电脑敲下第一个字，到如今书籍即将面世，历时超过 2 年。起初的草稿多达 18 万字，都是基于我的健身指导经验而撰写的，但出版社认为字数过多，内容不够精炼。这是我第一次尝试著书，因此在修改的时候十分焦虑，毕竟每一字一句都像自己的孩子一样，无法割舍。

就在进展缓慢，无奈停笔之后的第二个月，我很幸运地遇到了我个人十分喜爱的作家，侯虹斌老师。我清楚地记得那天在咖啡厅，她看完我的书稿后，坚定又激动地告诉我，"亲爱的，这本书，要写下去，这类书太有意义了，一定不要放弃。"

能和侯老师相识，相交，是我的福气。在侯老师的鼓励下，2017 年的 10 月国庆，当大家都在各种旅游，朋友圈各种晒美食的时候，我把自己关在家里，关掉手机，全身心地修改书稿。

18 万字，被修改到只剩下 7 万字，当时真是感觉自己心都凉了一半，白切之后再凉拌那种凉。可是，当我重新用了 7 天时间写到 13 万字的时候，那种成就感是一种超越肾上腺素飙升的喜悦。无论是健身还是写作，都给我带来了无限的愉悦，而我也由衷地希望看完本书的你，能够用力去活出你的人生，塑造你的身体，享受所有你期待的快感！

本书的最终成型，要致谢的人很多。感谢他们的支持与鼓励，让我的这个"三胎"宝宝得以与亲爱的你们见面。

感谢本书的出版方、万有文化公司李鲆老师，他的一句"看完你的简历，不用看书，我就决定要帮你出版这本书了"，使我这个业余作者信心倍增。

感谢各位出版界的前辈们，她们用最真实、最犀利的建议提醒我，出书不是为了把文字凑在一起，而是让读者有收获的同时提升阅读感。

感谢岳欣岳总，在我写书的过程中，不断地提醒我，"不管写什么，一定记住：你的书是给谁看的。要做一个对自己文字负责的作者"，鞭策我反复思考，如何提高书籍的含金量。

感谢作家侯虹斌，在我最纠结和瓶颈期给予我莫大的鼓励和信心完成写作，也使得我学习到更多女性主义方面的知识，对社会现象与女性自身生活的联系有了更深刻的理解。

感谢我的朋友，中山大学研究生罗怡，在我修改书稿的整个时期陪伴着我，做我的第一个全文阅读完毕的读者，从读者的角度给予我删改内容、完善架构的建议，让本书的最后润色得以顺利完成。

感谢我有远见的老公和家人，在我写书的过程中一直支持我、包容我，使我不需要因为家务和照顾孩子而分心，尽情地做我自己想做的事情，让我可以自由地活成自己想要的模样。

感谢我的睿睿和小予，是你们让我体验了做妈妈的感觉，因为你们，我学到了很多，体会了很多，这些都是我从未体验过的惊喜。是你们，让我生命的意义变得愈发多彩和绚烂，也让我的职业生涯画出了崭新的一笔。

感谢工作 19 年以来，出现在我生命里的朋友，老师，学员，是你们让我从一个来自湖南小镇的姑娘，成为一个可以通过自己研发的健身课程和出版的书籍帮助更多人变得健康、美丽和自信的职业女性。

感谢拿起这本书的所有读者，我写这本书的原因，正是你们：

一个人一生中可能会看很多本书，经历很多的事，遇见很多的人。我希望与这本书的短暂相遇，能帮助你解开更多的备孕疑虑，能帮助你释怀曾经或者正在面临产后抑郁的自己，能帮助你从不满意自己的身材，变成你自己所期待和定义的自信和性感。

2018 年 3 月 20 日

王小芳 Vicco

图书在版编目(CIP)数据

产后90天恢复少女身材：孕产健身教练的身体实践 /王小芳著. 一 北京：

金城出版社, 2018.5

ISBN 978-7-5155-1680-6

Ⅰ.①产… Ⅱ.①王… Ⅲ.①孕妇－健身运动－基本知识

②产妇－健身运动－基本知识 Ⅳ.①R715.3

中国版本图书馆CIP数据核字(2018)第087503号

产后90天恢复少女身材：孕产健身教练的身体实践

作 者	王小芳
责任编辑	李轶武
开 本	710毫米×1000毫米 1/16
印 张	12.5
字 数	220千字
版 次	2018年6月第1版
印 次	2018年6月第1次印刷
印 刷	天津盛辉印刷有限公司
书 号	ISBN 978-7-5155-1680-6
定 价	59.80元

出版发行 **金城出版社** 北京市朝阳区利泽东二路3号
　　　　　邮编　100102
发 行 部　(010)84254364
编 辑 部　(010)64391966
总 编 室　(010)64228516
网　　址　http://www.jccb.com.cn
电子邮箱　jinchengchuban@163.com
法律顾问　北京市安理律师事务所 18911105819